Dr. med. Bodo Köhler

FIBEL der VEREINTEN

lebenskonformen MEDIZIN

Nachdruck oder Vervielfältigung, auch auszugsweise,
bedürfen der schriftlichen Zustimmung des Autors.

4. erweiterte Auflage 2025

© 2025 Bodo Köhler
Verlag: BoD · Books on Demand GmbH,
Überseering 33, 22297 Hamburg,
bod@bod.de
Druck: Libri Plureos GmbH,
Friedensallee 273, 22763 Hamburg

ISBN: 978-3-7481-8237-5

Vorwort

Nach Herausgabe des über 500 Seiten starken „Lehrbuchs der VER-
EINTEN lebenskonformen MEDIZIN" ergab sich die Notwendigkeit
einer Kurzfassung für die tägliche Praxis. In dieser Fibel sind deshalb
die wichtigsten Eckpunkte noch einmal zusammengefasst. Sie kann
aber nicht die umfangreichen Erklärungen und detaillierten Ausführungen des Lehrbuchs ersetzen. Für den Einstieg in die Zukunft *einer*
Medizin ist ein umfassendes und wiederholtes Studium der Grundlagen unumgänglich.

Das Wichtigste ist dabei die Erweiterung des persönlichen Weltbildes.
Denn ganz allein davon hängt es ab, durch welche Brille wir die Realität sehen und was für uns zur Wirklichkeit wird. Dasselbe gilt für die
Betrachtung von Krankheiten und die Beurteilung unserer hilfe-
suchenden Patienten. Wir können viel mehr für sie tun und viel erfolg-
reicher therapieren, wenn wir verstanden haben, wodurch und auf welcher Ebene die Probleme tatsächlich entstanden sind. Das ermöglicht
den entscheidenden *kausalen* Zugang.

Es werden sich manche Schlagworte öfter wiederholen, weil es die
Eckpfeiler sind, nach denen wir unsere Überlegungen ausrichten:
Kohärenz, **bipolare Regulation** und **Reziprozität** (betrifft alle Funk-
tionssysteme), **Information** (der geistige Aspekt der Materie) sowie
Ladungsträger (hier sind vor allem Elektronen und Protonen gemeint,
die für den energetischen Aspekt verantwortlich sind).

Ein Kernsatz stellt dabei das Fundament dar, nach dem wir uns richten
sollten: Der (göttliche) **Geist erschafft und steuert Materie.** Unsere
emotional erzeugten Absichten bestimmen unsere Handlungen und
damit sämtliche Körperfunktionen. Sie sind es, die über unsere Motivation Gesundheit erhalten oder Krankheit erzeugen können. Am
Wichtigsten ist dabei, das Grundgesetz Nr. 1 vom *Geben und Zurückgeben* strikt einzuhalten.

Auch bei diesem Buch hat meine liebe Frau Helga für Korrekturen
und den nötigen Feinschliff gesorgt, wofür ich ihr sehr dankbar bin.

Ich wünsche Ihnen viel Erfolg mit der Zukunft der Medizin!

Der Autor   im Frühjahr 2019

Inhalt

Therapie

Lebensstil

Abbildungsverzeichnis 1

Literaturhinweise

Anhang

Abbildungsverzeichnis 2

Einleitung

In Kurzfassung werden hier die Merkmale des neuen Wissenschafts-paradigmas dargestellt. Diese komprimierten Inhalte sollten vollständig verinnerlicht werden, denn sie bilden die Grundlage für das gesamte Denken und Handeln im persönlichen Leben – jetzt und in der Zukunft. Sie prägen das eigene Weltbild. Große Veränderungen können nur aus einer neuen Sichtweise heraus umgesetzt werden. Das gilt ganz besonders für die Medizin.

MATERIE besteht nur zum Einmilliardsten Teil aus Masse, deren geordnete Struktur durch *Information* vorgegeben wird. Der überwiegende Teil sind *Wechselwirkungsquanten* (virtuelle und reale Photonen). Diese können entweder in der 3. Dimension als Punkte bzw. Korpuskel aufgefasst werden, oder in der 4. Dimension (Funktion der Zeit) als Wellen. Diese bilden Felder. Beide Zustände stehen in einem reziproken Verhältnis zueinander (1/x) und wandeln sich ständig ineinander um. Es gibt also keinen Welle-Teilchen-*Dualismus* (Entweder-oder), sondern eine *Polarität* – ein Sowohl-als-auch. Beide Zustände existieren nebeneinander.

Die materiellen *Formen* werden durch elektrische Spannungen (Potentiale) aufrechterhalten. Dabei spielen Photonen-tragende *Elektronen* die Hauptrolle. Diese Kraftwirkungen sind Ausdruck der unbegrenzten Vakuumenergie (Nullpunkt-Energie).

ENERGIE selbst ist *nicht* messbar. Sie ist der polare Gegenpol der *Information* und wie diese eine inhärente Eigenschaft des Geistes (Einheitliches Feld). Energie ist nur an ihren Kraftwirkungen erkennbar. Ihre Träger sind die **Elektronen**. Sprechen wir von Energiemangel, ist immer ein Defizit an freien Elektronen gemeint, entweder in der Zelle, oder im Gewebe. Wir unterliegen den Gesetzen der Elektrodynamik.

INFORMATION ist grundsätzlich dem Geist zuzurechnen und gehört nach dem Physikochemiker Burkhard Heim zur 7. und 8. Dimension. Sie kann aber nur wirksam werden, wenn sie mit *Bedeutung* versehen wird. Das ist ein Akt des Bewusstseins und deshalb lebenden Systemen vorbehalten. Der Quantenphysiker Thomas Görnitz unterscheidet *bedeutungtragende, materiestrukturierende* und *energiefreisetzende* Information (Abb.1). Diese steht in einem polaren Verhältnis zur Energie. Sie kann nicht wirksam werden, ohne einen geringen Anteil an Energie für ihre Übertragung. Ebenso wenig kann Energie freigesetzt werden, ohne dass eine entsprechende Information gegeben wird. Die Information ist im Spin der Photonen codiert.

Photonen (Lichtquanten), können als sog. QuBits eine enorme Menge an Information speichern, und zwar weit über 10^{30} Bits! Deshalb ist auch nur 1 Photon erforderlich, um 1 Milliarde chemische Reaktionen zu triggern. Das kommt dem Zellstoffwechsel zugute. Die dazu notwendige Information stammt nur teilweise von der DNS. Unser Genom ist viel zu klein dafür. Der größere Teil stammt aus den natürlichen Umgebungsfeldern, mit denen wir ständig in Resonanz gehen, sowohl über die Nahrung, als auch auf direktem Wege. Mitten in der Natur gelingt es uns am besten; in Großstädten wird es schwieriger und kann zum Problem werden. Häufige Spaziergänge bei **Sonnenschein** im Grünen, insbesondere im Wald, fördern nachhaltig die Gesundheit. Die Sonne ermöglicht nicht nur das Leben, sondern sie ist unser Tutor, unser ständiger Begleiter, ohne den wir nicht lebensfähig wären (Abb.2). Diese Lebensinformation wird in der Nahrung gespeichert. Das ist auch ein Grund, warum wir immer wieder essen müssen.

Das Besondere ist, dass die energetische Aufladung der Elektronen durch informationstragende Photonen geschieht, die sie speichern. Wir haben es also immer mit einem Konstrukt aus beiden zu tun, den sog. EIAKs (Energie-Informations-Austausch-Komplexe). Sie bilden das CHI bzw. das **Bioplasma** im Körper

GEIST kann wissenschaftlich auch als *Einheitliches Feld* (aller Naturgesetze) bezeichnet werden. Dafür existieren weitere Begriffe wie Nullpunkt-Feld, Vakuum-Feld, Potentialfeld u.a. Diese Felder enthalten ein unerschöpfliches Potential an *Möglichkeiten*, das über Emotionen abgerufen werden kann. Jede Idee stammt von dort. Sie kann mit Emotionen aufgeladen werden und wird dann zur Information. Geist ruht in sich, zeigt aber gleichzeitig eine hohe Dynamik in seinen Auswirkungen (Fluktuationen virtueller Felder). Durch Kontaktaufnahme mit dem ruhenden Geist – z.B. in einer Meditation – kann eine Bewusstseinserweiterung bewirkt und notwendige Heilinformationen abgerufen werden. Das wurde an Hand von Kernspin-Aufnahmen nachgewiesen.

QUANTENMECHANIK ist die Lehre vom Ganzen, von der Einheit, aus der alles hervorgeht und Alles mit Allem zusammenhängt. Sie beschäftigt sich mit den *Wechselwirkungen*, die *zwischen* den Fakten ablaufen, wobei die Fakten selbst nur als Statisten dienen, wofür die klassische Physik zuständig ist. Da materielle Fakten und damit Masseteilchen nur einen verschwindend geringen Anteil der Realität ausmachen, ist die Quantenmechanik für alle Bereiche gültig, nicht etwa nur für Quanten.

Sie ist in der Lage, sämtliche Beziehungen und die sich daraus ergebenden Möglichkeiten (Wechselwirkungen) zu erfassen und experimentell nachzuweisen. Damit ist sie in der Lage, *Lebensprozesse* darzustellen, deren Grundlage Informationsübertragungen durch reale Photonen sind. Der Austausch von Elektronen mit den Photonen wird durch die Feinstrukturkonstante $\alpha = 1 / 137$ beschrieben.

Als *virtuelle* Photonen sind sie aber auch für sämtliche Kraftwirkungen zuständig. Hinter diesen umfassenden Eigenschaften des *Lichts* steht nach den Aussagen bedeutender Quantenphysiker eine höhere Intelligenz.

WECHSELWIRKUNGEN

Sämtliche materiellen Formen unterliegen einer hohen Dynamik von Bildung und Auflösung. Sie unterliegen einer ebenso hohen Dynamik von *Wechselwirkungen* untereinander. Auf diese Weise ist Alles mit Allem verwoben und untrennbar miteinander verbunden. Wenn wir einen Zustand beschreiben, z.B. einen Krankheitsherd, dann erscheint er uns stabil. In Wirklichkeit handelt es sich jedoch um einen *Prozess, der in seiner Wandlungsfähigkeit gestört wurde*. Nähern wir uns unter diesem Gesichtspunkt einem Patienten, steht das Nichtmaterielle im Vordergrund, und zwar der informativ-energetische Aspekt, und nur darauf kommt es an.

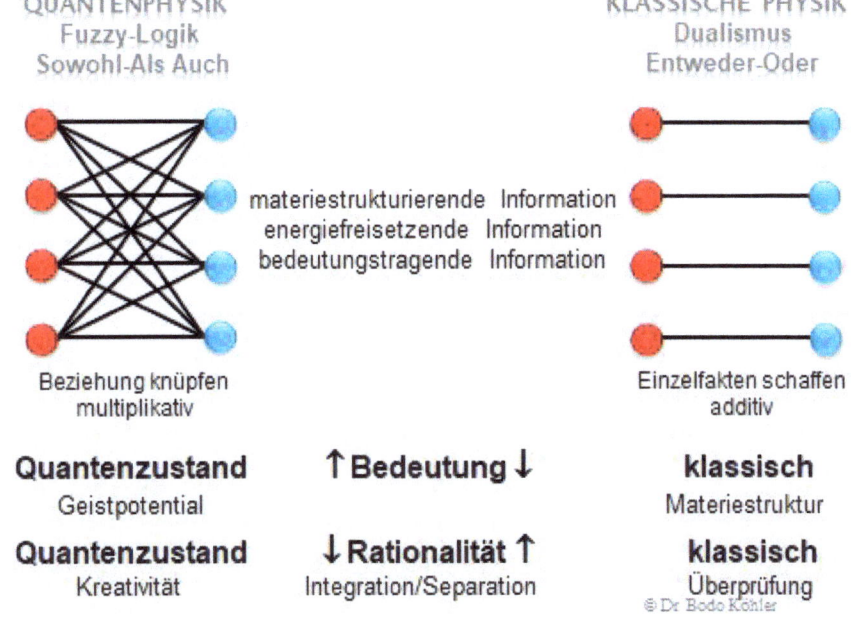

Abb.1: Quantenphysik beschreibt Wechselwirkungen (Th. Görnitz)

Wir werden ununterbrochen geprägt von sämtlichen Einflüssen, denen wir ausgesetzt sind, bis hin zur Werbung. Im Laufe der Zeit sammelt sich eine enorme Menge an *Informationsmüll* an, die wir nur noch teilweise im Schlaf über Träume entsorgen können. Das erhöht nicht nur die Krankheitsbereitschaft, sondern schafft auch Probleme für die Behandlung. Das Ansprechverhalten für informative Therapien, zu denen die Homöopathie, aber auch die Biophysikalische Informations-Therapie BIT gehört, wird geringer.

Wir benötigen zur Gesunderhaltung einen hohen Anteil an natürlichen Signalen, die wir z.B. bei einem Waldspaziergang von der lebendigen Natur und direkt von der Sonne aufnehmen können. Fehlt dieser Input, geht das zu Lasten der Struktur. Einen wichtigen Anteil macht auch die Kommunikation mit anderen Menschen aus. Je mehr qualitativ hochwertige Gespräche wir führen, umso mehr wird unser Geist angeregt und damit auch das kreative Potential, das für Erneuerung und Regeneration zuständig ist. Das Gegenbeispiel sehen wir bei alten Menschen, die nach Umzug ins Altenheim sehr schnell abbauen.

LEBEN ist eine rhythmische Abfolge von komplex vernetzten Prozessen, die seelisch gesteuert sind und auf dem allumfassenden Wissen des strukturbildenden, universalen Geistes beruhen. Alle Lebensprozesse unterliegen einer bipolaren (vierpoligen, reziproken) Steuerung und erfüllen damit das 3+1-Gesetz nach Wolfgang Pauli. Die dazu notwendigen materiellen Strukturen werden rasch wieder aufgelöst und bilden sich ununterbrochen neu, so wie das ganze Universum einem ständigen Wandel unterliegt. Beständig ist nur der göttliche Plan.
Die zum Leben nötigen Voraussetzungen liefert uns die Sonne mit ihren vielfältigen Eigenschaften. Sie sorgt nicht nur für die Lebensinformationen selbst, sondern bildet aus Neutrinos Photonen und diese wiederum erzeugen Elektronen, die mit weiteren Photonen aufgeladen sind. Sie sorgt mit ihrer Infrarotstrahlung für durchdringende Wärme und zerstört mit der UV-Strahlung alte kranke und auch Tumorzellen.

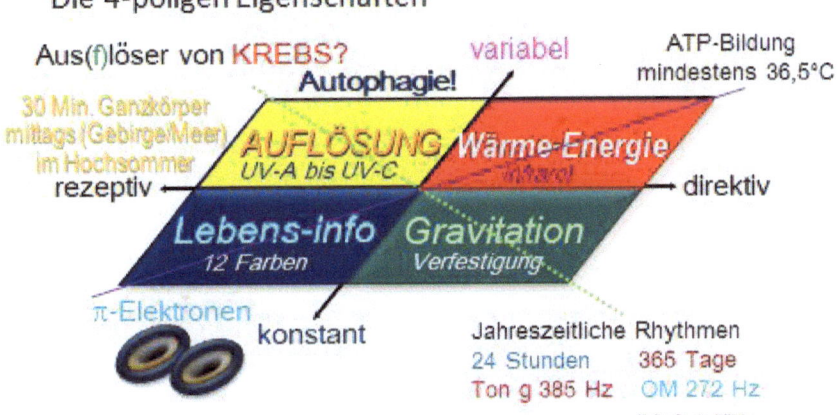

Abb. 2: Die Sonne – unser Lebenselixier

GESUNDHEIT hängt von 4 Aspekten ab, die konstitutionsbedingt individuell ausgelebt werden sollten:

- ➢ Lebensgestaltung und sinnerfüllende Aufgabenstellung
- ➢ angepasste biologisch hochwertige Ernährung
- ➢ ausreichende Bewegung in der Sonne, ohne Überlastung
- ➢ erholsamer Schlaf zwischen 7 und 9 Stunden

Wer alle Punkte konsequent einhält, hat beste Chancen, nicht ernsthaft krank zu werden. Das sind die entscheidenden Aspekte, die jeder Mensch selbst beitragen kann. Damit wird gewährleistet, dass der Organismus seine Fähigkeit der raschen Anpassung an wechselnde Umgebungsbedingungen aufrechterhalten kann, um einen dynamischen Ausgleich (Homöodynamik) zu gewährleisten. Dazu ist ein labiles Regulationsvermögen erforderlich, das durch den Zellstoffwechsel ermöglicht wird. Zusammen mit der Regulation des Säuren-Basen-Haushaltes ergibt sich das *Zelle-Milieu-System*. Es ist die kleinste, autonom funktionsfähige Einheit.

Die Basisregulation des **Zellstoffwechsels** erfolgt rein über sogenannte *Elektronen*-Donator-Akzeptor-Reaktionen, also Aufnahme und Abgabe von Elektronen. Der **pH-Wert** wird über *Protonen* geregelt. Beide Ladungsträger haben Doppelfunktion. Sie bilden *Potentialfelder* und stabilisieren somit auch die materielle Struktur.
Ein gesunder Organismus zeichnet sich durch eine hohe *kollektive Kohärenz* all seiner intelligenten (!) Zellen aus. Diese befinden sich in einem freiwilligen Zusammenschluss, um der gemeinsamen Aufgabe zu dienen. Das kann als *integrative Funktion* bezeichnet werden.
Krankheit bedeutet Dekohärenz, d.h. Abspaltung bestimmter Bereiche aus der Funktionseinheit und damit *Separation*. Das Ziel jeder Behandlung heißt deshalb *Re-Integration*, bzw. Wiederherstellung eines hohen Grades an Kohärenz. Konkret bedeutet das Abbau chronischer Entzündungen und Normalisierung des Zellstoffwechsels in Verbinung mit dem Säuren-Basen-Haushalt.

VEREINTE lebenskonforme MEDIZIN VLM ist wesentlich mehr, als nur der Zusammenschluss von Naturheilkunde und Schulmedizin. Der wissenschaftliche Rahmen wird nicht wie bisher von einer Naturwissenschaft gebildet, die reduktionistisch, linear-kausal agiert, sondern von der Quantenmechanik, die größere Zusammenhänge erfassen kann. Die bisherigen linearen Erkenntnisse werden neu interpretiert und an die Lebensprozesse angepasst, wodurch ein qualitativ höheres Niveau erreicht wird. Polarität löst Dualität ab. Spezialisten werden zu *Generalisten*. Die Patienten sind Hauptakteure, die durch den Arzt angeleitet werden, um in ihrem Heilungsprozess die notwendige Unterstützung zu erfahren.

Die Vereinte lebenskonforme Medizin unterstützt Lebensprozesse, indem auf allen Ebenen – von Psyche bis Soma – die Ursachen für gestörte Regulationsvorgänge aufgesucht und transformiert werden. Solange das labile Regulationsgleichgewicht (Homöodynamik) als bipolare Steuerung erhalten bleibt und damit eine rasche Anpassungsfähigkeit ermöglicht wird, sind chronische Erkrankungen ausgeschlossen. Das Ziel ist also, den inneren Heilungsprozess über die Selbstregulation wieder zu gewährleisten.

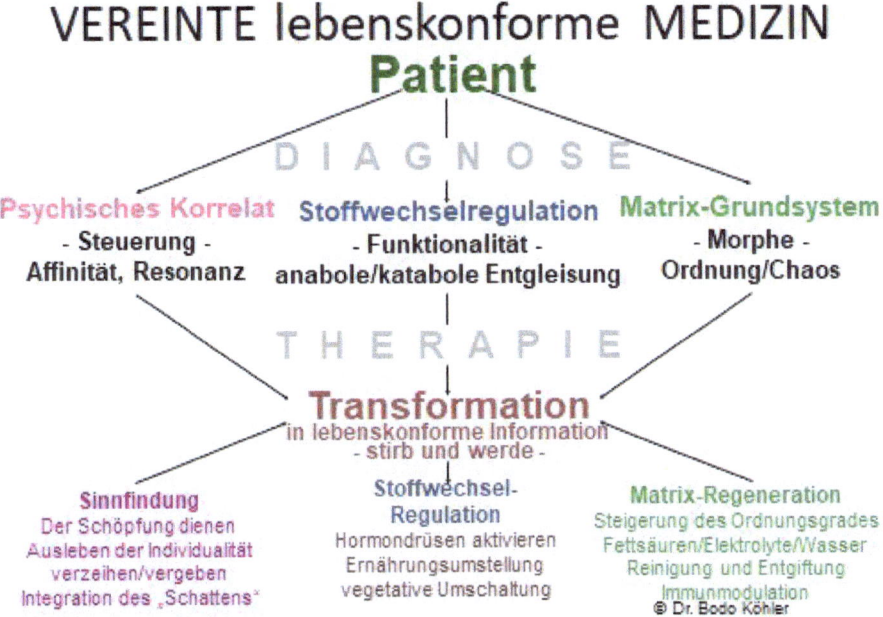

Abb.3: Die VEREINTE lebenskonforme MEDIZIN ist nicht nur ganzheitlich ausgerichtet, sondern berücksichtigt vollumfänglich die Wechselwirkungen aller Systeme untereinander. Dabei wird der übergeordneten Steuerung der Materie durch den Geist die zustehende Bedeutung beigemessen.

Die Bereitstellung von Information steht dabei im Vordergrund. Die Struktur ist zwar für die Abläufe wichtig. Sie ermöglicht die Funktion, muss sich jedoch ständig an neue Anforderungen anpassen. Deshalb rangiert die Psyche ganz vorn. Emotionen prägen die Motivation, wovon sich unsere Handlungen ableiten. Der Körper folgt diesen Anforderungen mit der Regulation des Zellstoffwechsels (anabol/katabol), muss aber gleichzeitig auf alle äußeren Belastungen reagieren, die sein labiles Gleichgewicht stören. Dieser Balanceakt setzt eine hohe Dynamik voraus.

Die wissenschaftlichen Grundlagen der VLM bilden folgende 4 Schwerpunkte:

- ➢ Psychoregulation, Sinnfrage, persönliches Weltbild
- ➢ Das 3+1-Gesetz nach W. Pauli und die bipolare Regulation
- ➢ Das kategoriale ORDNUNGSSYSTEM – der Lüscher-Würfel
- ➢ Das einheitliche BEZUGSSYSTEM – der Zellstoffwechsel

Psychoregulation, Sinnfrage, persönliches Weltbild
Es gibt ein paar Dinge im Leben, die man sich erst einmal klarmachen muss, weil *Philosophie* (die Liebe zur Weisheit) nicht zur normalen Ausbildung, geschweige denn Erziehung gehört. Jede (!) Handlung und damit der Umgang mit Anderen, aber auch mit sich selbst – Ernährung, Lifestyle etc. – sind Ausdruck des persönlichen Weltbildes. Kriege wären bei einer humanen Prägung nicht denkbar. Aber selbst Krankheiten kämen nur noch selten vor, wenn ein bewusster, liebevoller Umgang mit dem eigenen Körper gepflegt würde.
Viele Erkrankungen basieren auf Ernährungsfehlern, Bewegungsmangel, Schlafdefiziten, Alkoholmissbrauch o.ä. Dahinter steckt in allen Fällen die psychische Selbststeuerung, die einem (oder keinem) Sinn folgt. Deshalb muss (!) bei jeder chronischen Erkrankung dort angesetzt werden, diagnostisch wie therapeutisch. Das scheint zunächst schwierig zu sein, denn jeder Mensch ist ein unverwechselbares Einzelindividuum. Eine große Hilfe bietet uns dabei der Lüscher-Test.

Das 3+1-Gesetz n. W. Pauli und die bipolare Regulation

Der Nobelpreisträger Wolfgang Pauli hatte das Neutrino wiederent-deckt, das Tesla vor ihm bereits als „Strahlung" bezeichnet hatte. Pauli fand durch Berechnungen heraus, dass zu den 3 bekannten Elementarteilchen Neutron, Proton und Elektron noch etwas Viertes gehören musste und postulierte das Neutrino. Da es masselos ist und einige andere Eigenschaften als die anderen 3 hat, alle 4 zusammen aber die Grundbausteine sämtlicher Materie darstellen, formulierte er das *3+1-Gesetz*. Das bedeutet, es gehören immer 4 Komponenten zu einem System, wovon drei sich ähnlich sind und eines aber davon abweichende Eigenschaften haben kann.

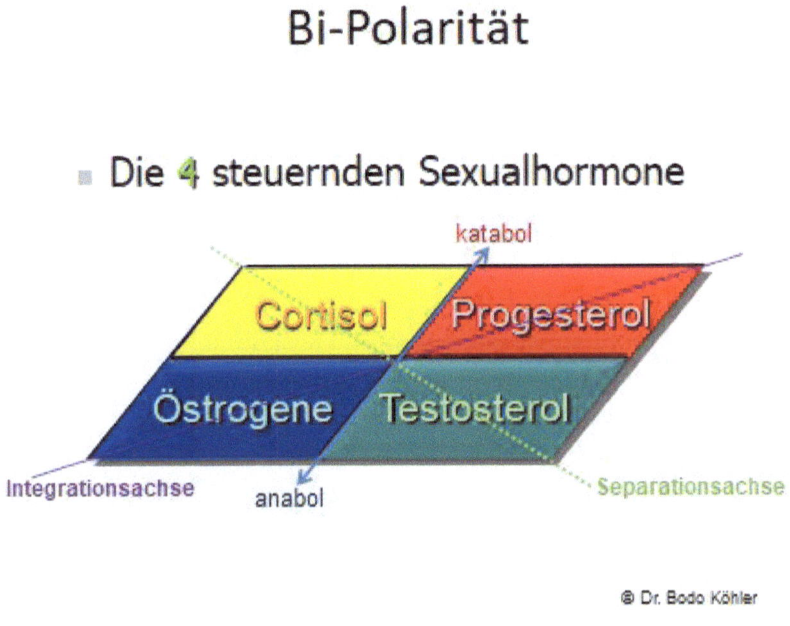

Abb.4: Am Beispiel der 4 Sexualhormone lassen sich die bi-polaren Verhältnisse sehr gut darstellen. Progesterol ist der Gegenspieler von den Östrogenen und Cortisol vom Testosterol. Jede Achse strebt nach einem dynamischen Ausgleich und damit geringem Energieverbrauch.

Werden die Funktionssysteme unter diesem Gesichtspunkt in lebenden Organismen geordnet, zeigt sich eine überraschende Gesetzmäßigkeit: Alle 4 Komponenten eines Systems stehen in einer dynamischen Abhängigkeit zueinander, und zwar in einer *gekreuzten Polarität*, wobei die eine Achse in einem *reziproken Verhältnis* zur anderen steht. Das bedeutet im Klartext: Die eine Polarität bringt die andere hervor, oder anders ausgedrückt: Jede Störung auf einer polaren Achse hat ihre Ursache auf der anderen, dazu gekreuzten Achse.

Die Sexualhormone (Abb. 4) erfüllen in klassischer Weise das 3+1-Gesetz nach Pauli, da Cortisol scheinbar eine Ausnahme macht. Alle vier befinden sich in ständiger Wechselwirkung. Die Separationsachse existiert durch die Integrationsachse und vice versa (Reziprozität).

Wird bei einem Mangel ein Hormon substituiert, wirkt sich das automatisch auf die drei anderen aus und kann zu einer *Gegenregulation* führen. Dieses Phänomen sollte immer beachtet werden. Denn in der Praxis kommt es nicht selten zu paradoxen Wirkungen, indem ein Beruhigungsmittel anregt, statt zu sedieren.

Auch bei den Hormonen können bei Nichtbeachtung einer möglichen Gegenregulation erhöhte Blutwerte von einem Hormon auftauchen, obwohl es gar nicht substituiert wurde. Deshalb sollten grundsätzlich immer alle 4 Komponenten eines Systems gemeinsam bestimmt werden, um die 4-poligen Interaktionen richtig beurteilen zu können.

Das kategoriale ORDNUNGSSYSTEM fehlte bisher in der Medizin. Dabei ist es gerade bei lebenden Organismen besonders wichtig, Zusammenhänge und Interaktionen zu erfassen. Der 4-dimensionale Würfel, der von Max Lüscher zunächst für die Psychologie entworfen wurde, bietet sich auf natürliche Weise als Ordnungssystem an, weil auf diese Weise sofort der *Einfluss der Psyche* auf die 4-poligen Regulationsprozesse abgelesen werden kann, aber nicht nur das:

Wenn eine Komponente in den Mangel gerät, dann lässt sich sofort ablesen, welche Auswirkungen es auf die anderen 3 haben wird und welche Gegenregulation zu erwarten ist.

Kommt es beispielsweise zu einem Mangel in einem blauen und/oder grünen Quadranten (anabole Schwäche), erfolgt eine katabole Gegen-regulation in Form von Tachycardie, Bluthochdruck o.ä. Wer einen solchen Patienten zum Kardiologen schickt, benutzt die falsche Adres-se. In diesem Falle muss alles daran gesetzt werden, die anabole Seite zu stärken, und zwar je nachdem auf welcher Ebene das Problem liegt.

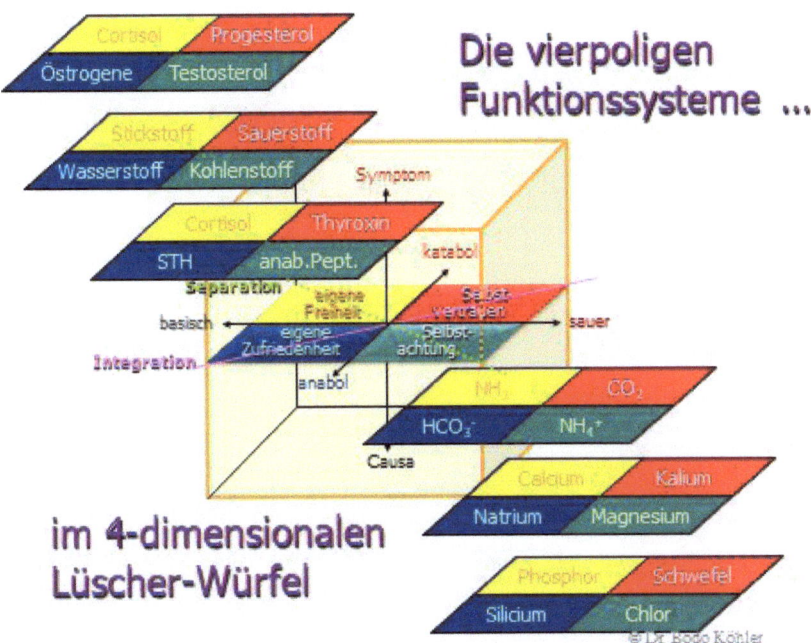

Abb.5: Diese Auswahl zeigt vom Zentrum nach außen die Hierarchie der Funktionssysteme. Veränderungen in einem Quadranten, z.B. der *eigenen Zufriedenheit* im Blau werden sich zuerst am darüberliegen-den Zellstoffwechsel und dem darunterliegenden Säuren-Basen-Haus-halt auswirken, um sich dann nach und nach auf die blauen Quadran-ten aller anderen Ebenen auszubreiten.

Sämtliche Funktionssysteme sind untereinander hierarchisch verknüpft und beeinflussen sich gegenseitig. Die Aktionen der Psyche wirken sich zuerst auf Zellstoffwechsel- und Säuren-Basen-Regulation aus. Später werden auch andere Systeme erfasst.

Das einheitliche BEZUGSSYSTEM fehlte bisher ebenfalls. Der *Zellstoffwechsel* ist geradezu prädestiniert dafür, weil er für alle Sparten der Medizin im Mittelpunkt steht. Jedes Funktionssystem ist von dessen Güte abhängig, jede Erkrankung zeigt sich am Zellstoffwechsel (anabole versus katabole Entgleisung) und jede Therapie setzt dort an.

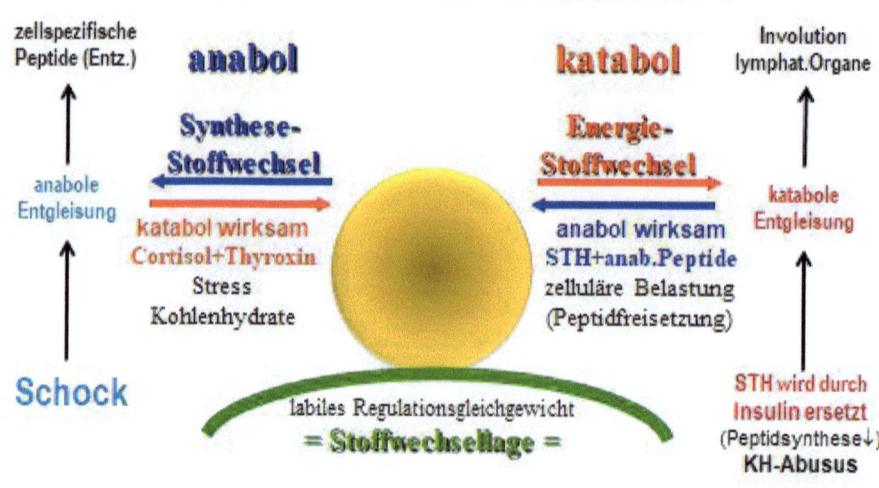

Abb.6: Die 4-polige Regulation des Zellstoffwechsels. Anabole Peptide können STH ersetzen, das durch Insulin sowie Psychodauerstress blockiert sein kann. Bleiben diese jedoch nach einer akuten Erkrankung länger erhöht, kommt es zur Chronifizierung, weil bereits am 8.Tag die Cortisol-Rezeptoren am Zellkern abgebaut werden.

Die *Regulationsfähigkeit* des Zellstoffwechsels (hormonell und vegetativ) als *das* Maß für Gesundheit, lässt sich mit bioenergetischer Diagnostik gut erfassen (z.B. mit MORA*nova* oder ZMR 703) und ist auch als Verlaufskontrolle geeignet (Abb. 12 Seite 33).

Verantwortlich für die sogenannte „Basisregulation" sind Elektronen-Donator-Akzeptor-Reaktionen. Kommt es zu stärkeren Belastungen, treten steuernde Hormone auf, wie in Abb. 6 ersichtlich.

Für das Verständnis der Zellfunktion und damit jeden Gewebes ist der folgende Satz des Stoffwechselforschers Prof. Dr. Dr. Jürgen Schole wegweisend:
„Der Zellstoffwechsel kann nur dann normal regulieren, wenn das anabol wirkende STH (Wachstumshormon) sowie die katabol wirksamen Hormone Cortisol und Thyroxin *gleichzeitig* in Zelle *und* Zellkern vorhanden sind." (Hervorhebungen durch den Autor).

Wegen seiner zentralen Stellung in der Medizin eignet sich die *Regulation des Zellstoffwechsels* nicht nur als Diagnostikum für auftretende Störungen (anabole versus katabole Entgleisung), sondern auch in hervorragender Weise als Verlaufskontrolle. Durch die o.g., nicht-invasiven Messverfahren über einen multifunktionalen Ohrsensor ist eine schnelle, kostengünstige Beurteilung möglich. Dabei spielen die absoluten Werte der Stoffwechselregulatoren so gut wie keine Rolle. Entscheidend ist allein die Dynamik von anabol und katabol sowie sauer und basisch (vergl. Abb.7 und 12).

Die sich daraus ergebenden Aussagen sind aber nicht nur für die Behandlung von Krankheiten wichtig. Sie eignen sich insbesondere auch für die Beurteilung des Schweregrades, was besonders bei Krebs oder anderen schwer einschätzbaren Situationen wichtig ist sowie für die Prävention.

Solange sich der Zellstoffwechsel in Verbindung mit dem Säuren-Basen-Haushalt dynamisch verhält, ständig von einer Seite der polaren Achse zur anderen und wieder zurück reguliert, dann hat der Organismus die Oberhand, egal was vorliegt. Ist jedoch schon ohne jede Symptomatik eine Starre zu erkennen, sollten umgehend (weitere) diagnostische Maßnahmen ergriffen werden. Einfacher geht es nicht!

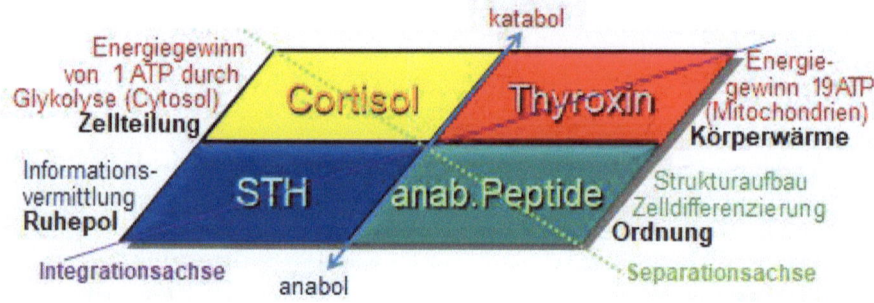

Abb.7: Die Regulation des Zellstoffwechsels in der gewohnten vierpoligen Darstellung. Zu beachten ist, dass die (gelbgrüne) Separationsachse von der *reziprok* dazu angeordnete Integrationsachse gesteuert wird und umgekehrt. Störungen auf einer dieser polaren Achsen haben also ihre Ursache auf der anderen. Am Rand ist die Bedeutung der Quadranten für den Organismus aufgelistet. Insbesondere spielt die temperaturabhängige Art der Energiegewinnung eine große Rolle. Die untere Grenze für eine normale Funktion der Mitochondrien liegt bei 36,5°C.

Krankheitsentstehung

> ➢ **Überforderung** eines Systems (oder mehrerer), z.B. durch Stress, oder Psychoschock
> ➢ **Lokale Entzündung** (*anabole* Entgleisung des Zellstoffwechsels > Herdbelastung)
> ➢ **Toxische Belastungen** (*katabole* Entgleisung des Zellstoffwechsels > Dauerstress)
> ➢ **Mangelzustände** versus Überfrachtung (Ernährung)

Das sind die 4 Hauptpunkte, an die immer gedacht werden muss, denn sie sind es, die das *labile Regulationsgleichgewicht* stören und einen Ausgleich verhindern können. Durch die so entstandene permanente Schieflage kommt es zu einseitigen Belastungen, die auf Dauer nicht verkraftet werden können. Entweder wird das *Vaterprinzip* gestört, oder das *Mutterprinzip* (siehe unter Therapie).

Überforderung
Die Belastbarkeit eines Funktionssystems hängt von der Konstitution und damit von Genetik und Epigenetik ab. Diese gilt es vorrangig zu berücksichtigen. Jede Überlastung hängt aber vor allem von der dahinterstehenden Absicht ab, ist also selbstgemacht und Ausdruck des individuellen Bewusstseinsstandes. Der Diabetiker wird erst dann Symptome entwickeln, wenn er einen ständig hohen Konsum an leicht verwertbaren Kohlenhydraten hat – nur dann! Der Diabetiker könnte aber trotz falscher Ernährung normale Zuckerwerte aufweisen, wenn er sich als Ausgleich entsprechend körperlich belasten würde.

Unterforderung hat den gleichen Krankheitswert wie Überforderung, ganz gleich, auf welches Organsystem man es bezieht. Allen voran steht Bewegungsmangel. Selbst Demenz ließe sich durch dosiertes körperliches Training verbessern.

Der *Psychoschock* stellt eine Besonderheit in diesem Zusammenhang dar. Er führt zu einer sofortigen anabolen Entgleisung eines oder mehrerer Funktionssysteme, die in eine chronische Entzündung überleiten kann.

Chronische Entzündung

Jede akute Abwehrreaktion kann in einen chronischen Zustand übergehen. Der Heilungsverlauf wird vom Gehirn gesteuert (hormonell und via Vegetativum). Er ist genetisch determiniert, und zwar mit einer 7-tägigen Akutphase (Alarmreaktion nach Hans Selye) und danach 3 Wochen Rekonvaleszenz. Die Cortisol-Rezeptoren am Zellkern werden bereits am 8. Tag wieder abgebaut. Überwiegen jedoch die anabolen Peptide in der Zelle, kommt es zu einer chronischen Entzündung, weil eine katabole Gegenregulation dadurch nicht mehr möglich ist.

Der Grund für das Sistieren ist ein bestehender Mangel an Regulatoren (STH, Thyroxin, Cortisol), weil dann die Akutphase nicht intensiv genug ablaufen kann (z.B. mit hohem Fieber). Mögliche Insuffizienzen sollten als Erstes durch Untersuchung der zugehörigen Hormondrüsen abgeklärt werden (Nebenniere, Schilddrüse, Hypophyse).

Toxische Belastungen

Entgiftung (auch z.B. Schwitzen) ist ein kataboler Vorgang. Zu starke Giftbelastung, vor allem über längere Zeit, überfordert den katabolen Schenkel des Zellstoffwechsels und auch die Ausscheidungsorgane, insbesondere Leber und Nieren. Hier reicht es nicht, nur die Funktion der Mitochondrien zu stärken, sondern es sind intensive Entlastungsmaßnahmen erforderlich, vor allem über Darm und Leber/Galle, bei gleichzeitiger Zurückhaltung mit der Nahrungsaufnahme, bis hin zum Fasten.

Um die toxischen Belastungen auf direkte Weise loszuwerden, eignet sich ganz besonders die Matrix-Regenerations-Therapie mit dem MRT 503.

Bewährt hat sich auch Mineralpulver aus *Vulkangestein*, weil es die Wiederaufnahme der Gifte, die mit der Galle in den Darm ausgeschieden werden, verhindert. Unterstützend wirkt hier *Curcumin*, das als Bitterstoff neben vielen anderen positiven Effekten auch die Gallenfunktion anregt. Ein seit Jahren bewährtes Mittel ist CurSiMag®, das neben den genannten Stoffen auch *Magnesiumcitrat* enthält.

Mangelzustände versus Überfrachtung

Ernährungsfragen betreffen in erster Linie den Leberstoffwechsel. Jede Einseitigkeit führt zu Mangelzuständen, jede Überfrachtung schafft ebenso Probleme. Die nichtalkoholische Leberverfettung NAFLD (auch bei Schlanken) greift (neben der alkoholbedingten) immer mehr um sich und ist Auslöser vieler schwerer Folgeerkrankungen, u.a. Herz-Kreislauf betreffend, Diabetes, aber auch Krebs. Kurze Fastenperioden können sehr hilfreich sein. Auch schon 1-2 Fastentage in der Woche (z.B. Gemüsesaft-Fasten) oder täglich 16 Stunden (18 – 10 Uhr) dienen der Leberentlastung.

Der Hauptgrund für Fetteinlagerungen in den verschiedenen Organen liegt jedoch nicht im aufgenommenen Fett, sondern in zu vielen, leicht verwertbaren Kohlenhydraten, die in der Leber unter Insulinbeteiligung in Fett (Triglyzeride) umgewandelt werden. Dabei steht an erster Stelle der Fruchtzucker!

Ein weiterer Aspekt ergibt sich durch die Blutgruppen, die genetisch vorgegeben sind. Je nach Zugehörigkeit kann sich ein fördernder oder ein schwächender Einfluss auf das Immunsystem ergeben. Beispielsweise sind Vertreter der BG A die geborenen Vegetarier, hingegen die BG 0 Fleischesser. Weitere Hinweise sind der angegebenen Literatur zu entnehmen.

Psychoregulation

Alle 4 Punkte werden von der *psychischen Stimmungslage* dominiert. Hier sollte deshalb der Schwerpunkt in Diagnose und Therapie liegen.

Ohne den tieferen Grund zu kennen, der hinter jeder Handlung steckt und die letztlich zu einer Überforderung/Unterbelastung geführt hat, kann nicht kausal behandelt werden.

Einen Menschen richtig einzuschätzen, ist bekanntermaßen keine leichte Aufgabe. Mit diesem Problem haben sich bereits die Chinesen vor 5.000 Jahren auseinandergesetzt. Die 5 Wandlungsphasen (früher fälschlicherweise als 5 Elemente bezeichnet) bringen eine Struktur in die Wechselwirkungen von Psyche und Soma.

Max Lüscher führte die unterschiedlichen Verhaltensweisen auf vier Selbstgefühle zurück – *eigene Zufriedenheit, Selbstachtung, Selbstvertrauen, eigene Freiheit.*

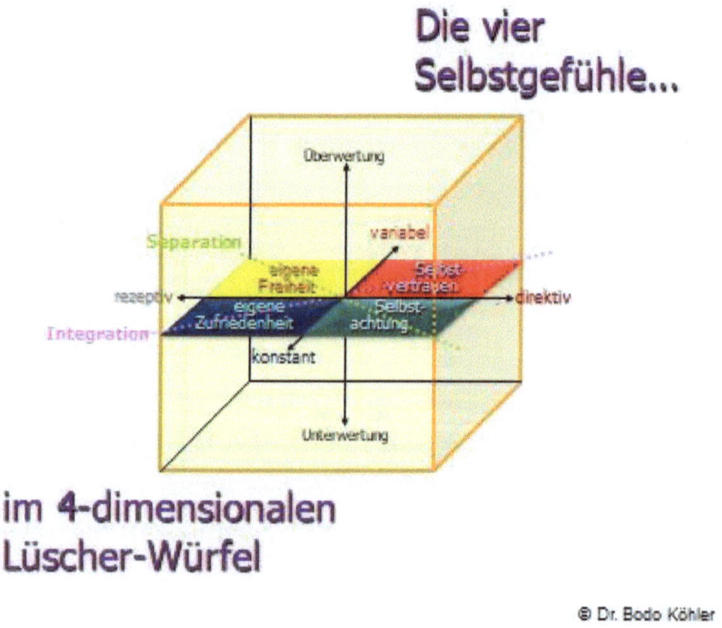

Die vier Selbstgefühle...

im 4-dimensionalen Lüscher-Würfel

© Dr. Bodo Köhler

Abb.8: Der Lüscher-Würfel und die 4 Selbstgefühle. Nur wenn alle 4 verwirklicht sind, können wir in *Harmonie* leben. Harmonie ist der Ausgleich aller polaren Gegensätze.

Die Verbindung der Psychoregulation mit den verschiedenen Funktionssystemen wurde bereits in Abb. 5 dargestellt. Es kann nicht oft genug betont werden, dass der Grund für jeden Funktionsverlust eines oder mehrerer Systeme immer und ohne Ausnahme (!) in der Psychoregulation zu suchen ist, die dem Stand des Bewusstseins entspricht. Durch nicht ausreichend entwickelte Selbstgefühle kommt es zu Über- oder Unterwertung der Realität mit falscher Wahrnehmung und daraus folgenden Fehlhandlungen.

Reziprozität
Das Sichtbare wird durch das Unsichtbare hervorgebracht. Im Hintergrund der sichtbaren Realität ereignen sich unzählige energetische Wechselwirkungen. Sie sind das eigentlich Bewirkende und steuern unsere Erlebniswelt. Vor diesem Hintergrund können die folgenden Ausführungen besser verstanden werden.

Alles hängt mit Allem zusammen, wie wir von der Quantenphysik gelernt haben. Es unterliegt aber einer hohen hierarchischen Ordnung, weshalb nicht jeder Einfluss wirksam werden kann. Zu dieser Ordnung gehört das Gesetz der Reziprozität, das sich im Lüscher-Würfel darstellen lässt. Mathematisch bedeutet Reziprozität, dass eine im Hintergrundfeld (Potentialfeld, Geist) unendlich ausgebreitete Information über Emotionen abgerufen wird und sich auf einen Punkt konzentriert. Das lässt sich geometrisch als Linie darstellen, auf die sich senkrecht eine andere Linie als Punkt projiziert, wodurch ein Kreuz entsteht. Die Formel dazu lautet $1/x$, ist also eine Proportion, ein Verhältnis.

Dieses alte Schulwissen (!) hat für uns eine große Bedeutung. Wir können nämlich dadurch viel besser nachvollziehen, was die wahre Causa hinter den einzelnen Symptomen ist und dort gezielt therapeutisch ansetzen.

Wie auf Abb. 8 ersichtlich, stehen die beiden polaren Achsen von Integration und Separation senkrecht aufeinander. Sie stehen damit in einem reziproken Verhältnis zueinander, was bedeutet, dass sich die Polarität der einen Achse auf der anderen (punktförmig) abbildet und damit auf diese Einfluss nimmt.

Drastischer kann formuliert werden, dass sich eine Störung der Integrationsachse (als Symptom) auf der Separationsachse zeigt und umgekehrt. Oder positiv formuliert: Die eine Achse kann nur dann normal regulieren, wenn auch die andere ausgeglichen reguliert.

Das setzt eine „kollektive Kohärenz" voraus. Darunter ist zu verstehen, dass sich alle Zellen und Gewebe zusammengeschlossen haben, um einer gemeinsamen Absicht zu dienen. Ein intelligenter Akt!

Viele Missverständnisse und Fehleinschätzungen von Krankheiten beruhen auf einer mechanistischen Sichtweise des Körpers. Erst durch die Quantenmechanik kam *Bewusstsein* ins Spiel, denn Leben ist nur als intelligente Folge rhythmischer Abläufe zu verstehen.

Kohärenz beruht auf zwei gegenläufigen Prozessen: dem Anstreben des „Quantenmechanischen Grundzustandes" als Ruhepol einerseits und hoher Dynamik anderseits. Im Grundzustand wirkt sich (nach Bernd Zeiger) der 3. Hauptsatz der Thermodynamik aus, wodurch sich durch Ruhe automatisch die *innere Ordnung* eines Systems erhöht.

Dieser Ruhepol lässt sich auf verschiedenen Ebenen nachweisen, je nachdem welches System betrachtet wird. Für die Zelle ist es der Zellkern und für den Gesamtorganismus sind es die Nieren. Sie bilden mit dem Herzen eine Funktionseinheit (Integrationsachse).

Krankheit kann deshalb mit Kohärenzverlust gleichgesetzt werden. Der damit verbundene erhöhte Energieaufwand verbraucht Ressourcen, was auf Dauer zu einer Erschöpfung führt.

Die 4 Krankheitsgruppen

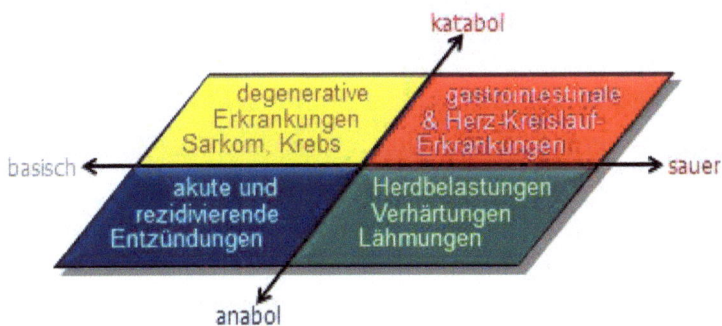

Abb.9: Sämtliche Erkrankungen lassen sich den 4 Quadranten zuordnen. Dadurch lässt sich nicht nur die Causa leichter erkennen, sondern davon auch eine tiefenwirksame Therapie ableiten.

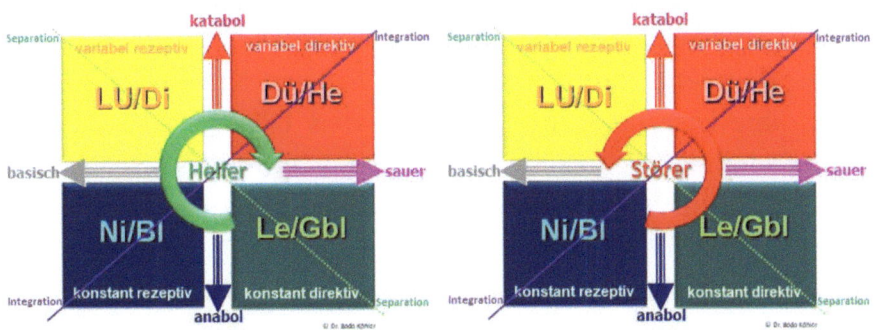

Abb.10 a + b: Wechselwirkungen der Organsysteme

Was damit noch nicht geklärt wurde, ist die Frage, welcher Pol der jeweiligen polaren Achsen das Problem darstellt (meist als Mangel). Da greift ein weiteres Ordnungsprinzip, und zwar das Gesetz der Wandlung, wie es bereits die alten Chinesen formuliert haben. Davon leitet sich die Organuhr ab. Im Uhrzeigersinn erfolgt der normale Umlauf; im Gegenuhrzeigersinn können Störungen auftreten.

In Verbindung mit den Abbildungen 9 und 10 bedeutet das Folgendes:

> Rezidivierende Entzündungen (Blau) haben ihre Ursache im Gelb, (Funktionskreis Lunge/Dickdarm). Blau wird aber von Grün (Funktionskreis Leber/Galle) unterstützt. Grün steht für hohe Ordnung, Festigkeit und Authentizität sowie *Selbstachtung* (> Eigenliebe!)

> Herdbelastungen, Verhärtungen, Lähmungen, z.B. MS (Grün) haben ihre Ursache im Blau, (Funktionskreis Niere/Blase). Grün wird aber von Rot (Funktionskreis Dünndarm/Herz) unterstützt. Rot steht für Dynamik, Auflösung, Bewegung, aber vor allem *Selbstvertrauen*.

> Gastrointestinale und Herz-Kreislauferkrankungen, Infarkt, Apoplex (Rot) haben ihre Ursache im Grün (Funktionskreis Leber/Galle). Rot wird aber von Gelb (Funktionskreis Lunge/Dickdarm) unterstützt. Gelb steht für Offenheit, Neubeginn, Loslassen sowie *eigene Freiheit*.

> Degenerative Erkrankungen bis hin zum Krebs (Gelb) haben ihre Ursache im Rot (Funktionskreis Dünndarm/Herz). Gelb wird aber von Blau (Funktionskreis Niere/Blase) unterstützt. Blau steht für Urvertrauen, Beziehungen, Bindung, aber auch *eigene Zufriedenheit*.

Das macht alles sehr viel Sinn und eröffnet völlig neue Sichtweisen auf die Krankheitsentstehung. Unter „Therapie" werden die sich daraus ableitenden Möglichkeiten vorgestellt.

Diagnostik

- ➢ **Anamnese** (siehe Fragenkatalog w.u.)
- ➢ **Persönlichkeitsdiagnostik** (Lüscher-Test/Psychokinesiologie PK/PSE)
- ➢ **Bioenergetische Testung** mit MORA*nova*/Decoder, VEGA-DFM bzw. -Expert, EAV/Resonanz-Test/Kinesiologie, HRV
- ➢ **Bildgebende Verfahren** (Sonografie, Röntgen, CT, MRT)
- ➢ **Laboruntersuchungen**

Anamnese

Die Erhebung einer Anamnese wird in ihrer Bedeutung weit unterschätzt. Es ist i.d.R. die erste Arzt-Patient-Begegnung, bei der sich ein tiefgehendes Vertrauensverhältnis aufbauen sollte. Das Eintippen der Angaben in den Computer, noch dazu ohne Blickkontakt, ist nicht nur absolut kontraproduktiv, sondern vergibt die Chance auf eine empathische Begegnung, bei der die entscheidende *Heilinformation* ausgetauscht werden kann (Abb. 11). Der ganzheitlich ausgerichtete Arzt liest außerdem zwischen den Zeilen und folgt seiner Intuition. Dann weiß er oft schon vor Auswertung der Untersuchungsbefunde, was einem Patienten tatsächlich *fehlt* und wird durch die Ergebnisse nur noch bestätigt.

Das gelingt natürlich nicht unter Zeitdruck. Der sprechenden Medizin wird deshalb in der VEREINTEN MEDIZIN mehr Raum gegeben. Da geht es aber primär um eine *nonverbale* Kommunikation, die in der Stille, also in den Sprechpausen stattfindet. Die notwendige Ruhe und der intensive Augenkontakt wirken gleichzeitig angstlösend. Bei den Patienten, die eine solche Begegnung mit dem Arzt hatten, beginnt der Heilungsprozess bereits auf dem Nachhauseweg, denn die notwendige Information für das erneute Ingangsetzen stagnierender Lebensprozesse wurde aus dem Geistfeld abgerufen und kann sofort wirken.

Nicht selten kommt es deshalb vor, dass Patienten schon nach dem Erstkontakt beim Verlassen der Praxis äußern: „Herr Doktor, vielen Dank, es geht mir schon viel besser!"

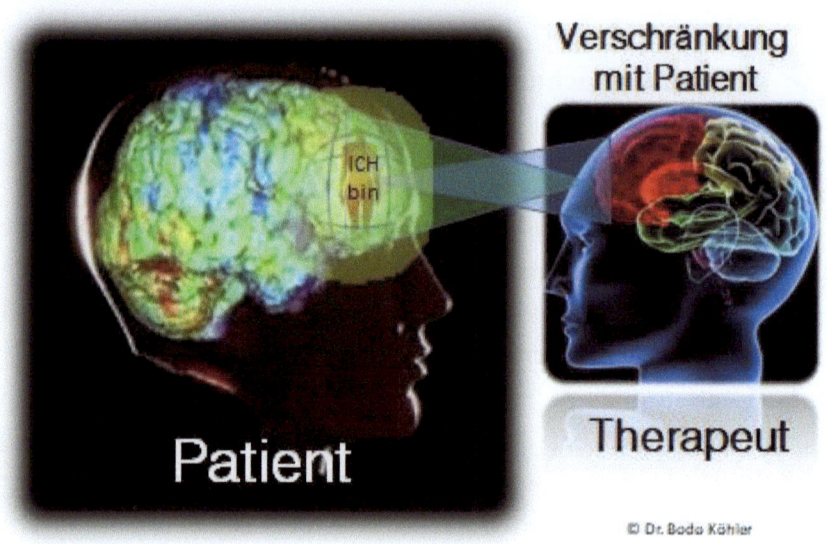

Abb.11: Generierung der Heilinformation im Frontalhirn der Patienten durch Spiegelneurone.

Fragenkatalog
- ➤ Psychodauerstress? Neigung zu Depressionen?
- ➤ Partnerprobleme, Kinder, Verwandtschaft?
- ➤ Unfälle, Verletzungen, Commotio?
- ➤ Giftexposition, Narkose?
- ➤ Haarfärbemittel? Deo?
- ➤ Amalgamfüllungen?
- ➤ Hoher Konsum von Quecksilber-belastetem Fisch?
- ➤ Umgang mit Elektro-Smog?

- Schimmelbelastung?
- Dauereinnahme schädigender Medikamente?
- Protonenpumpenhemmer? Statine?
- Raucher?
- Schlafgewohnheiten?
- erfüllende Sexualität?
- Schnarchen?
- Mundhygiene?
- Implantate jeder Art?
- Bestehende chronische Erkrankungen?
- Borreliose?
- Chronische Sinusitis?
- Häufige Anginen?
- Belastung mit EBV, Chlamydien, Herpes?
- Ernährungsgewohnheiten: Mischköstler? Diäten? Vegan?
- Trinkgewohnheiten? Alkohol?
- Blutgruppe?
- Vorwiegend Biokost oder industrielle Nahrung?
- Erhitzte Öle im Essen?
- Umgang mit Kohlenhydraten?
- Verdauungsstörungen? Fettunverträglichkeiten?
- Stuhlgewohnheiten? Farbe?
- Schwitzen – öfter oder selten?
- Bewegungsgewohnheiten? Viel Sitzen? Sport?

Persönlichkeitsdiagnostik

Unter Berücksichtigung der verschiedenen Zugangswege zu konstitutionell bedingten Veranlagungen und der Psychoregulation, lässt sich ein Bild erarbeiten, das nicht nur für den Arzt wichtig ist, sondern auch den Zugang zu den tieferliegenden Problemen der Patienten eröffnet. Die einzelnen Methoden werden im *Lehrbuch* näher erörtert.

Folgende Punkte sind wegweisend:

- ➢ Lüscher-Test
- ➢ Bestimmung von HDL-Cholesterin (> 70 pathologisch)
- ➢ Relation Oxytocin – ADH
- ➢ Schilddrüsendiagnostik (TSH +/- 1,0!)
- ➢ Bestimmung der 4 Neuromodulatoren (Saliva, Serum)
- ➢ Stuhldiagnostik! (pH 5,8 – 6,3)
- ➢ AK-Bestimmung von Neuroviren (Herpes etc.)
- ➢ Relation von D-Hormon aktiv/inaktiv (Rezeptoren!)

Bioenergetische Testung

Es geht bei allen Testverfahren darum, das Krankheitsgeschehen mit seinen Wechselwirkungen zu erfassen. Das Grundschema liefern dabei die 4 Krankheitsgruppen, laut Abb. 9 S. 27. Dabei ist eine bestimmte Hierarchie zu beachten: Sämtliche (!) Erkrankungen beginnen im blauen Quadranten (akute Entzündung mit Abwehrreaktion). Bei Mangel an Thyroxin/Cortisol kann es zu einer Chronifizierung auf der anabolen Seite kommen (grüner Quadrant, Herderkrankung), oder es erfolgt ein Umschlag zur katabolen Seite hin. Dann kommt es entweder zur Degeneration, bis hin zu bösartigen Entwicklungen, oder plötzlichen Ereignissen wie Schlaganfall, Herzinfarkt o.ä. Auch die akut verlaufenden gastrointestinalen Erkrankungen wie Ulcera, Diverticulitis oder Ileus gehören da hin. Wegweisend ist dabei der Zustand des Milieus (sauer oder basisch).

Auf diesem wissenschaftlichen Hintergrund, den wir der Stoffwechselforschung von Prof. DDr. Jürgen Schole zu verdanken haben, basiert das ZMR-Gerät 703 und neuerdings das 4-polige Diagnosemodul des MORA*nova*. Beide bieten den Vorteil der vollautomatischen Messung mit darauf basierender anschließender Therapie.

Indirekte Hinweise, vor allem auf Herdbelastungen, liefern Decoder, VEGA-Expert, Thermografie, u.a. bioenergetische Geräte, z.B. HRV, aber auch kinesiologische Testungen oder der Biotensor. Es kommt dabei nicht nur darauf an, zu erkennen was ist, sondern was nicht mehr reguliert.

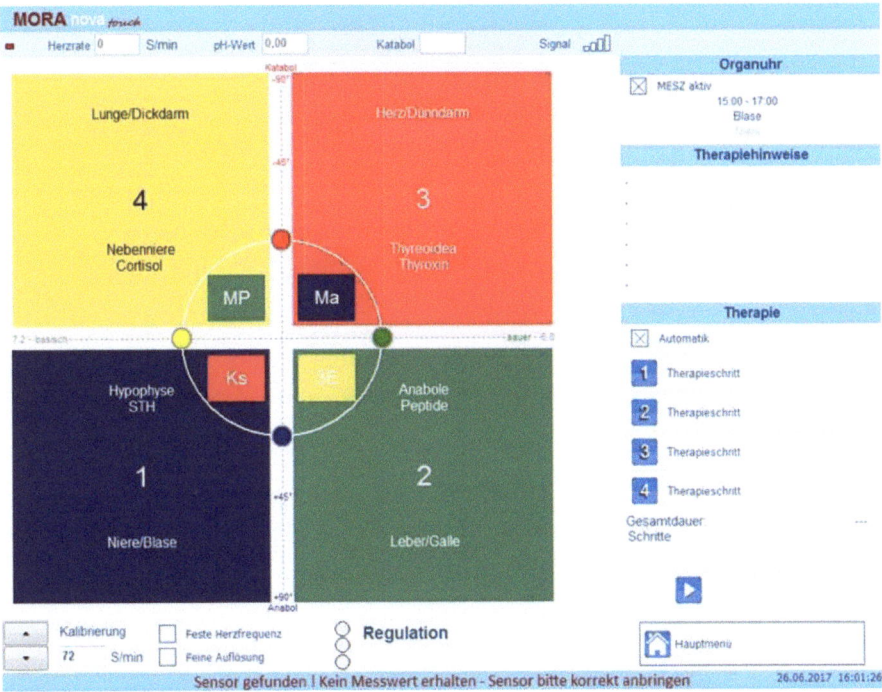

Abb.12: Monitorbild der 4-poligen Regulation des Zellstoffwechsels in Verbindung mit dem Säuren-Basen-Haushalt. Die 4 Lüscher-Farben stellen den Bezug zur übergeordneten Psychoregulation her. Zu sehen ist der Grundzustand, bei dem sich alle 4 Farbpunkte auf dem inneren Kreis befinden. Für die Beurteilung ist jedoch nicht ein Normal- „Zustand", sondern die Dynamik in der Anpassung an wechselnde Umgebungseinflüsse entscheidend, die sich im Hin- und Herpendeln um die Mittellage zeigt.

Bildgebende Verfahren

Die Aussagen, die wir von Sonografie, Röntgen usw. erhalten, werden meistens überschätzt. Eine NAFLD zeigt sich gewöhnlich (noch) *nicht* im Ultraschall. Eine Arthritis mit starken Schmerzen muss sich *nicht* im Röntgenbild darstellen. Viele Menschen laufen mit degenerierten Hüftgelenken herum, aber *ohne* Schmerzen. Einem Tumor ist *nicht* anzusehen, ob er sich (vielleicht seit Jahren) im Stillstand befindet, oder aggressiv wächst.

Sehr häufig weicht die Symptomatik vom Lokalbefund ab! Es gilt deshalb der gesetzmäßige Satz:

Von der Form lässt sich nicht auf die Funktion schließen!

Labor

> **Zellstoffwechsel** (3 Hormondrüsen {Cortisol-Stressprofil, IGF-1 u. 3, Thyroidea*} **Sexualhormone**
> **4 Neurotransmitter** {Dopamin, Adrenalin, Acetylcholin, Serotonin}
> **nüchtern BZ; Insulin, HbA1c, Homocystein**
> **großes Blutbild**, BSG (Ionisationsenergie!), Elektrophorese
> **Leberwerte, Nierenfunktion,**
> **Entzündung** (hs-CRP, IL-6, TNF-α)
> **Vitamine** (B-Gruppe, D-Hormon aktiv-inaktiv)
> **Mineralstoffe** (K, Mg, Na, Ca, Cu, Zn, Se, J)
> **Cholesterin** gesamt, HDL, LDL,
> **Estronex-Test** (zur Bestimmung der Abbauwege in der Leber)
> **große Stuhldiagnostik** (Speziallabors vorbehalten)

Besonderheiten und Normwerte

Von den erhaltenen Werten lässt sich nicht auf die Funktion schließen! Das können nur Funktionstests leisten, z.B. Belastungs-EKG. Das gilt auch für die Schilddrüse, wofür ein Tagesprofil nötig wäre.

*) Thyroidea: T3 3,2-4,4 ng/l; freies T4 (Speicherform) 9,3-17 ng/l
Verhältnis T4/T3: 4 : 1; TSH (+/- 1,0)
reverses T3 (< 200 pg/ml) hemmt freies T3,
Verhältnis freies T3 x 100/reversem T3: > 2

Östradiol 50-250 ng/l; Progesterol 1-20 mg/ml (altersabhängig)
Verhältnis Östradiol/Progesterol: 1 : 10

Gesamt Testosterol 500-1000 mg/dl; freies Testosterol 6,5-18 mg/dl

Cortisol morgens	10-18 mcg/dl
Pregnenolol	50-100 µg/l
DHEA-S	3,5-4,3 mg/l Frau
	4,0-5,0 mg/l Mann

Cu minus 3x Coeruloplasmin < 30
Zn 900-1200 µg/l (Serum), im Vollblut 600-750 µg/dl;
Verhältnis Cu/Zn: 0,8-1,0

Mg	1,2-1,7 mmol/l im Vollblut
Se	110-150 µg/l

Verhältnis Omega-6/Omega 3 im Blut: 0,5-3
(nicht < 0,5 = Blutungen)

Verhältnis Albumin (> 55 g/l)/Globulin im Blut: > 1,8

Entzündungsmarker:
hs-CRP	< 0,9 mg/l
IL-6	< 3 ng/l
TNF-α	< 8,0 pg/ml
C4A	< 2830 ng/ml
TGF-β1	< 2380 pg/ml

MSH (Melanozyten-stim. Horm.) 35-81 pg/ml
Urintest auf Mykotoxine

Glutathion (GSH) 5,0-5,5 µmol/l

Glucose (nüchtern)	60 – 90 mg/dl
Insulin	2,5 – 25 mU/l
HbA1c	4 – 6 %; 20-40 mmol/molHb

Vit. E	12-20 mcg/ml
Vit. B1	50-75 µg/l (Vollblut); 20-30 µmol/l (Serum)
Vit. B6	20-30 µg/l (Vollblut)
Vit. B9 (Folat)	15-25 ng/ml (Vollblut)
Vit. B12	500-770 pg/ml (Vollblut)

"Vitamin" D3	20-50 µg/l (25-OH-D3 Pro-Hormon)
	50-120 nmol/l
D-Hormon	15-20 pg/ml (1,25-Dihydroxy-D2)
	30-50 nmol/l

Cyrex Array 20 = negativ (Maß für offene Blut-Hirn-Schranke)
Cyrex Array   3 = negativ (Gluten-Unverträglichkeiten)
Cyrex Array   4 = negativ (Allergie: Roggen, Gerste, Sesam, Hafer,
                                                        Reis)
Cyrex Array   5 = negativ (zahlreiche Auto-AK)

Gegen AGEs werden AK gebildet. AGEs produzieren freie Radikale,
aktivieren Entzündungen, öffnen die Blut-Hirn-Schranke

IDE (Insulin-abbauendes Enzym Insulysin)
baut auch Beta-Amyloid ab!

Neuropsychologischer Test: MoCA (www.mocatest.org),
Norm 26-30;   < 19 = Demenz

Beispiel für einen (umfassenden) Laborauftrag

IGF-1 und 3
TSH
reverses und freies T3
freies T4

Östradiol
Pregnenolol
Östrol
Progesterol
freies Testosterol
DHEAS

Homocystein
hs-CRP
nüchtern BZ + Insulin
HbA1-c
Elektrophorese
IL-6
TNF-α
B-Vitamine 1, 6, 9, 12
„Vitamin" D aktiv (Hormon) und inaktiv (Vorstufe),
Mineralstoffe im Vollblut: K, Mg, Cu, Zn

Mineralstoffe im Serum: Na, Ca, Se, Zn, Cu

BSG
großes Blutbild,
GOT
GPT
Gamma-GT
AP
Cholesterin ges., HDL
Kreatinin
GFR

Cortisol-Stress-Profil
Neuromodulatoren
Estronex-Test

Therapie

Es kommt in erster Linie darauf an, den Organismus wieder in die Lage zu versetzen, den dynamischen Ausgleich in allen Funktionssystemen selbst herzustellen. Diese werden bipolar gesteuert, d.h. über eine gekreuzte Polarität. Das ermöglicht eine hohe Dynamik, ohne die Gesamtordnung des Systems zu gefährden. Eine dieser Polaritäten wird nach der Zuordnung im Lüscher-Würfel als *Integrationsachse*, die andere als *Separationsachse* bezeichnet. Hier greift das Gesetz der Reziprozität. Darunter ist zu verstehen, dass die Normalfunktion der einen Achse durch die andere, dazu senkrecht stehenden Achse gewährleistet wird (Abb.8 Seite 24).

Werden die Polaritäten einseitig überlastet, kann daraus eine Dualität entstehen. Das bedeutet, aus Sowohl-als-auch wird Entweder-oder, was Ausgrenzung bedeutet. Das führt automatisch zu einem Zuviel auf der einen und einem Zuwenig auf der anderen Seite. Überhäufung einerseits und Mangel andererseits sind damit vorprogrammiert. Eine chronische Erkrankung zeigt an, dass der Organismus nicht mehr von selbst in eine geordnete Dynamik zurückkehren kann.

Wie bereits im Kapitel „Reziprozität" auf Seite 25 dargelegt, beeinflussen sich die 4 Quadranten einer festgelegten Ordnung folgend gegenseitig. Im Uhrzeigersinn erfolgt *Unterstützung*, im Gegenuhrzeigersinn kann es zu *Störungen* kommen (Abb.10 S. 27). Es ist i.d.R. so, dass nicht der Überschuss – das Zuviel – die Ursache darstellt (aber die Symptome produzieren kann!), sondern der Mangel. Aus diesem Grunde folgt die Behandlung konsequent diesem vorgegebenen Muster und korrigiert die im Hintergrund entgleiste Polarität, indem der schwächere Pol mit dem stärkeren ausgeglichen wird.
Dazu werden alle Merkmale der verschiedenen Ebenen eines Pols herangezogen, von der Farbe selbst, bis hin zu der psychischen Entsprechung, dem Selbstwertgefühl nach M. Lüscher.

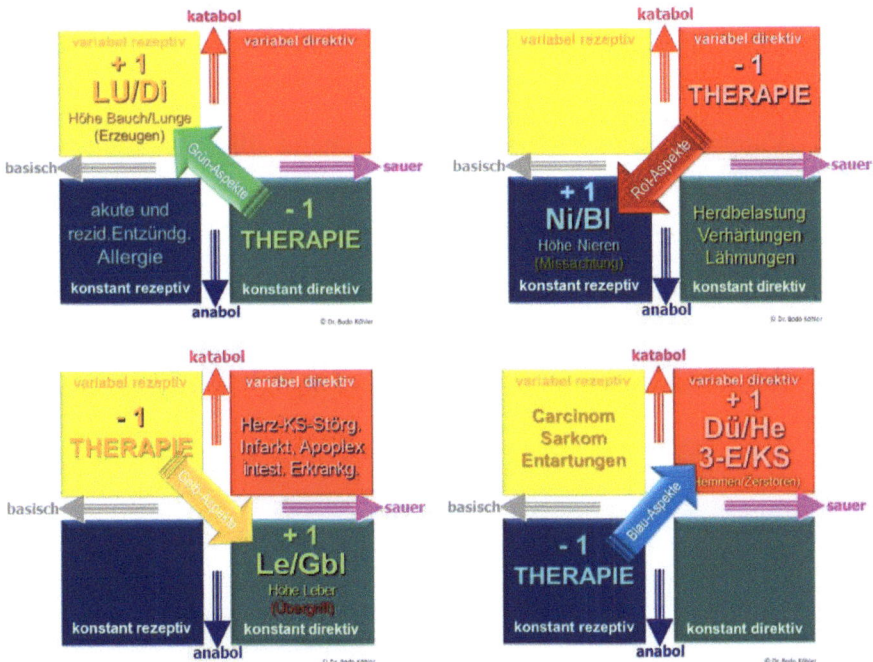

Abb.13: Das Therapieprinzip der 4 Quadranten nach den Regeln der TCM (5-Wandlungsphasen). Mit bioelektronischen Geräten wie dem ZMR 703 und dem Diagnosemodul des MORA*nova* kann eine Behandlung vollautomatisch ablaufen.

Die Pfeile weisen immer auf den störenden Quadranten und deuten an, dass der „gesunde" Pol auf der gleichen Achse zum Ausgleich des Mangels herangezogen wird.

Mutter- und Vaterprinzip

Lebenskonform sollte therapeutisch versucht werden, das gestörte *Mutterprinzip* zu „bevatern" und umgekehrt das gestörte *Vaterprinzip* zu „bemuttern".

Unter „Mutterprinzip" werden alle weiblichen Aspekte subsummiert, also *Offenheit, Ruhe, Urvertrauen, Übersicht, Empfangen, Fürsorge,*

Intuition – und auch rechte Gehirnhälfte, die Sensorik sowie das Hormonsystem.

Dem „Vaterprinzip" werden dementsprechend alle männlichen Aspekte zugerechnet und damit *Konzentration, logisches Denken* (linke Hirnhälfte), *Stimulation, Durchsetzung* (direktiv) sowie das steuernde Nervensystem.

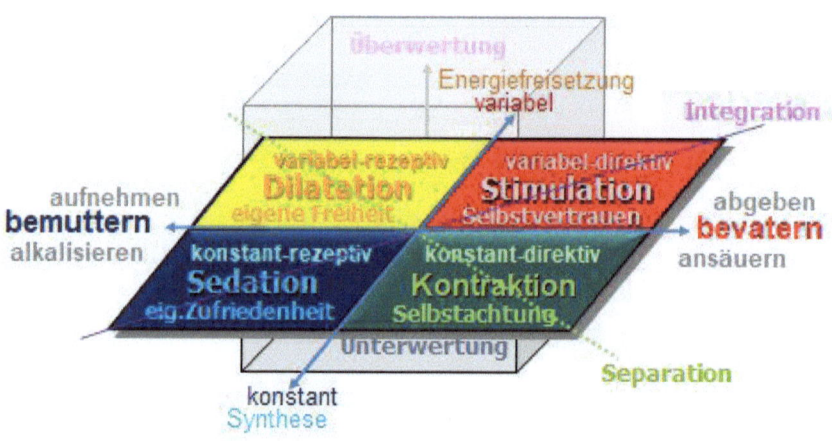

Abb.14: Das Prinzip des polaren Ausgleichs lässt sich an dieser Darstellung sehr gut nachvollziehen. Egal auf welcher Ebene – immer müssen Integrations- und Separationsachse ausbalanciert werden.

Beide Prinzipien sind geeignet, um in der vierpoligen Regulation wieder zum Ausgleich zu kommen. Ist also das direktive, männliche Prinzip zu schwach (im Rot oder Grün) muss bevatert werden, ist das rezeptive weibliche Prinzip zu schwach (im Blau oder Gelb), muss bemuttert werden. Es ist der Ausgleich zwischen links und rechts.

Konkret heißt das (vergl. Abb. 9, S. 27 und Abb. 14 S. 40):

- ➢ akute u. rezidivierende Entzündungen müssen *bevatert* werden
- ➢ Verhärtungen und Lähmungen müssen *bemuttert* werden
- ➢ Herz-Kreislauf und gastrointestinale Krankheiten ebenso
- ➢ Degeneration und bösartige Erkrankungen müssen wiederum bevatert werden.

Da jede Veränderung immer vom Geistigen ausgeht, steht die Bewusstseinsarbeit der Patienten an vorderster Stelle. Das bedeutet, bei **Entzündung/Allergie** (Blau) stehen oftmals unterdrückte seelische Bedürfnisse (- - 2) im Vordergrund. Deshalb kommt es auf die aktive Gestaltung des Lebens an. Das bedeutet vor allem **Selbstliebe.** Endlich die Dinge tun, die für das eigene SELBST gut sind!

Bei Patienten mit **Herdbelastungen** oder auch Lähmungen (Grün) steht oft eine Verweigerung von Lernprozessen (- - 3) im Vordergrund. Sie sollten **Aktivität** entwickeln und Frieden mit der Vergangenheit machen, um aus ihrer Kontraktion herauszukommen. Das Motto lautet: Auf zu neuen Taten!

Herz-Kreislauf- oder gastrointestinalen Erkrankungen (Rot) fehlt der Rhythmus mit den notwendigen Ruhephasen. Sie leiden oft unter Realitätsverlust, woraus Sinnlosigkeit (- - 4) resultieren kann. Hier geht es um eine **Bewusstseinserweiterung,** damit der verlorene Kontakt zum geistigen Ursprung wieder hergestellt werden kann.

Patienten mit **Degeneration bis hin zu Entartungen** (Gelb) sollten zu einem Gemeinschaftsgefühl (Kohärenz) zurückfinden und sich der Verbindung von Allem mit Allem bewusst werden. Es geht häufig um Vertrauens- und Bindungsverlust (- -1) und verlorengegangenes **Urvertrauen.** Es kommt darauf an, den Ruhepol im Quantenmechanischen Grundzustand zu finden und auszuleben.

Der Zusammenhalt im Körper wird über die Integrationsachse Blau-Rot generiert. Die Aufgabe für sämtliche Regulationsvorgänge besteht darin, die *kollektive Kohärenz* zu erhalten, bzw. nach jeder Auseinandersetzung mit Toxinen, Mikroben oder psychischem Stress diese wieder herzustellen. Voraussetzung ist ein stabiler Ruhepol (die Nieren) als Basis für eine hohe Stoffwechseldynamik, die von der Schilddrüse abhängt.

Da sämtliche Heilungsprozesse vom Gehirn gesteuert und via Nervensystem überwacht werden, ist eine darauf ausgerichtete Behandlung vorrangig. Es darf allerdings nicht vergessen werden, dass es sich vorwiegend um unbewusste Prozesse handelt und nur 4% im Tagesbewusstsein „landen". Aus diesem Grund ist die empathische Begegnung (siehe Abb. 11 Seite 30) so entscheidend, bei der sich die unbewusste Heilinformation im Gehirn der Patienten via Spiegelneurone herauskristallisiert. Das kann keine noch so gute Therapie leisten.
Auch mit dem Lüscher-Test wird das Unbewusste erreicht, weshalb er für die Persönlichkeitsdiagnostik so wertvoll ist.

Kohärenztherapie KHT ist die logische Konsequenz aus den bisher bekannten wissenschaftlichen Grundlagen. Da kollektive Kohärenz einen Ruhepol braucht, um immer wieder nach jeder Belastung in den quantenmechanischen Grundzustand zurückkehren zu können, kommt den Nieren eine besondere Bedeutung zu. Diese korrespondieren auf der Integrationsachse mit dem Herzen. Beide zusammen sind für die Re-Integration abgespalteter Bereiche (z.B. Entzündungsherde) zuständig.

Die Vorbereitung läuft folgendermaßen ab: Die Störfeld-Information wird via Nacken-Elektrode des Kopfhörers (NEC 708) an das Limbische System geleitet. Damit wird über Resonanz das Gefühl aktiviert, das der Erkrankung zugrundeliegt. Über die vom Gehirn erzeugten

Theta-Wellen wird das Frontalhirn angesteuert, das die Emotionen adäquat beantwortet (Wille).

Dieser Impuls wird an die Nieren geleitet, dem Sitz der Lebens-Information. Diese befinden sich über die Integrationsachse in ständiger Wechselwirkung mit dem Herzen. Es bekommt die Störfeld-Information mit dem Handapplikator des MRT 503 eingespielt, nachdem sie die Harmoniezelle im MRT durchlaufen hat. Dadurch treffen chaotische Störfeld-Informationen auf bereits transformierte Störfeld-Infos. Der transzendente Aspekt des Herzens ist dadurch in der Lage, die separative Stör-Information in integrative zu transformieren (Liebe), die den gesunden Zustand kollektiver Kohärenz wieder herstellt.

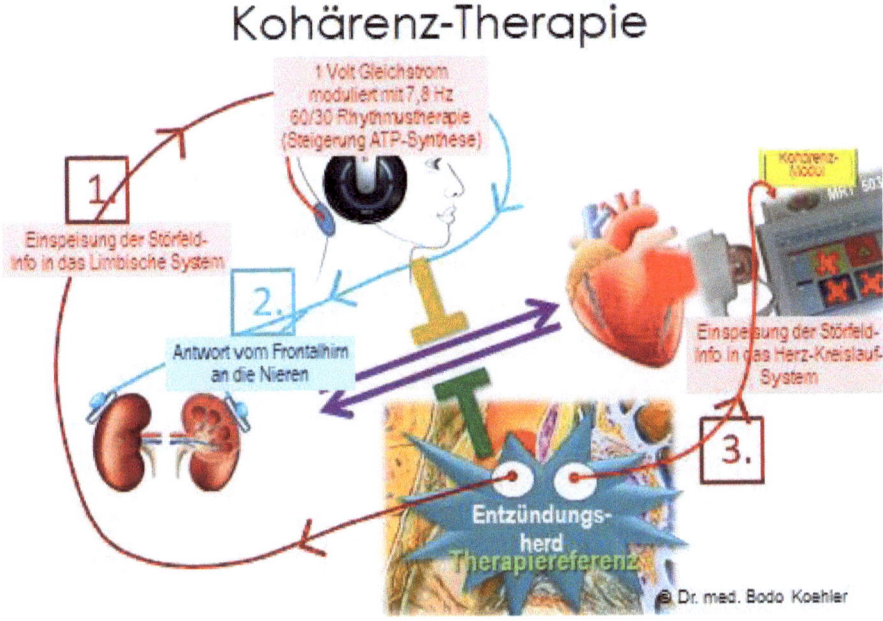

Abb.15: Da Realität grundsätzlich über Emotionen geschaltet wird, ist die Transformation der belastenden und im Störfeld gespeicherten (!) Emotionen für den Heilungsprozess eine Conditio sine qua non.

Neben dem MRT 503 und dem Kopfhörer NEC 708 ist ein Spezial-Kabelsatz erforderlich, um die Behandlung durchführen zu können.

Das Störfeld selbst wird (nur) als Referenz für den Therapieerfolg herangezogen. Liegen mehrere Störfelder vor, können diese sich bei der Behandlung melden und mitreagieren.

Die Behandlung kann 1x/Woche erfolgen, ohne zusätzliche Therapieschritte. In Akutfällen (z.B. starke Schmerzen) auch öfter.

Wer das Prinzip verstanden hat, kann die Behandlung auch meditativ durchführen, da hier nach dem höheren geistigen Gesetz der Liebe behandelt wird.

Ausgleichstherapie mit Equalizer EQ 103

Dieses neue Therapieinstrument EQ 103 erleichtert die Behandlung wesentlich, da es klein und transportabel ist. Es beinhaltet einige extra Eigenschaften, z.B. kabellose Info-Übertragung mit reinem Licht, ohne Elektro-Smog (!) sowie analoge Speicherung des Körper-Signals.

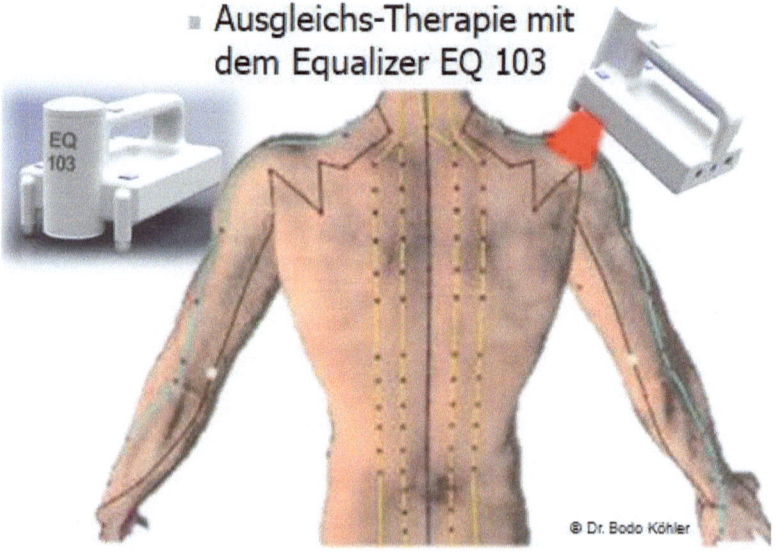

Abb.16: Ausgleichstherapie mit Equalizer EQ 103

Weil diese Therapieform völlig neue Möglichkeiten eröffnet, wird sie hier ausführlicher beschrieben.

Der Equalizer 103 dient dem *Ausgleich* von bestehenden Informationslücken in der *Lichtverarbeitung* unseres Körpers, bedingt durch chronische Belastungen, stofflich oder psychisch.

Das Gerät weist folgende *Merkmale* auf:
- weißes Vollspektrum-Licht zur Informationsaufnahme
- rotes Licht (λ 630nm) regt Zelle, Kern & Mitochochondrien an
- Infrarotlicht (λ 760nm) zur tiefenwirksamen Regeneration
- weißes Rauschen (darin sind sämtliche Frequenzen enthalten)
- dynamisches Magnetfeld, moduliert mit biologischen Signalen
- Skalarfeld, insbesondere zur Ankopplung an das Quantenfeld
- Modulation 7,83 Hz (Schumann; Resonanz m. Hippocampus)
- Gleichstrom-Applikation (Ausgleich v. Ladungsunterschieden)
- Subtraktions-Neutralisations-Verfahren SNT
- Wahlweise Invertierung des Eingangssignals (Entgiftung)
- integrierter Becher (Bestückung mit Heilinformationen)
- Eingang für externe Signale (z.B. Töne, Musik, externe Infos)

Photonen (Licht) sind die *Informationsträger Nr.1*. Sämtliche Steuerungsvorgänge im Organismus werden über reale und virtuelle Photonen generiert. Mangel oder Verlust von diesen bedeutungstragenden Lichtteilchen kann zu Funktionsausfällen, bis hin zu schweren chronischen Erkrankungen führen. *Lichtmangel bedeutet gleichzeitig Sonnenmangel*, denn die Nahrung allein reicht nicht aus für den Bedarf des Körpers. Dazu ist das gesamte Spektrum der Sonne notwendig, von UV bis Infrarot (vergl. Abb.2 S. 11)).

Der *Equalizer 103* hat ein vielfältiges Anwendungsspektrum, denn ohne Ausnahme liegen bei jeder Erkrankung Licht- und damit Informationsdefizite vor. Es geht dabei immer um einen *Mangel*, der durch ein Ungleichgewicht entstanden ist und behoben werden muss.

Die Anwendung kann im Sitzen oder Liegen erfolgen und gliedert sich in 6-9 Stufen, die entweder alle nacheinander zur Anwendung kommen, oder nur eine Auswahl davon, je nach Krankheitszustand.

Therapievarianten mit Equalizer EQ 103
> ➤ Reinigung des Empfangskanals
> ➤ Ausgleich Blasenmeridian
> ➤ Ausgleich Chakra-System
> ➤ Ausgleich Sympathicus / Parasympathicus
> ➤ Vagusstimulation
> ➤ Synchronisation von Insula und Amygdala (Abb.17 S.47)
> ➤ Ausgleich Seitendifferenzen (u.a. Schmerztherapie)
> ➤ Störfeldprojektion (u.a. Schmerztherapie)
> ➤ Partner-Therapie
> ➤ Schocklösung
> ➤ Toxin-Ausleitung, Auflösung von Rezeptorblockaden

Ausgehend von der Tatsache, dass sämtliche Gewebe ständig erneuert werden müssen, ist dazu ein hoher Bedarf an Information und Energie notwendig. Bei chronischen Krankheiten bestehen i.d.R. ein eklatanter Mangel an spezifischer Gewebe-Information und gleichzeitig eine Ungleichverteilung von Elektronen. Zu viele davon fördern Entzündungen, zu wenige führen zu Degeneration.
Mit dem Equalizer lässt sich dieses Manko leicht ausgleichen. Dazu wird die erkrankte Stelle mit gesunder Gewebe-Feldinformation von der Gegenseite überlagert und durch konzentrierte Beobachtung miteinander verschränkt. Das ermöglicht der *analoge* Speicher. Zunächst wird aber die Information vom Symptom gescannt und auf ein gesundes Areal (z.B. Hand oder Fuß) 1 Minute eingestrahlt.

Dieser Reiz kann dort leicht verarbeitet und zu einer Heilinformation umgewandelt werden. Diese wird anschließend gespeichert und damit 1-2 Minuten das Symptom bestrahlt. Bereits beim 1.Schritt sollten sich leichte Sensationen zeigen, z.B. Kribbeln, Wärme oder Kälte, was eine gute Reizantwort bedeutet. Nach dem 2.Schritt können die Symptome sofort verschwunden sein, oder zumindest gebessert. Falls nicht, sollte keinesfalls ein Erfolg erzwungen werden. Nicht selten tritt der Effekt erst Stunden später ein. Weniger ist oft mehr!

Eine besondere Variante ist die Behandlung von **Neuropathien** – von Autismus, Borderline und CFS über Depression bis hin zu Alzheimer. Dafür bietet sich die Synchronisation von Insula und Amygdala an. Mit der Schumannfrequenz von 7,83 Hz wird der Hippocampus im Limbischen System angeregt und mit der Querdurchflutung des Gehirns mit dem Angstzentrum – der Amygdala – synchronisiert.

Wohlfühlen als Heilstimulus

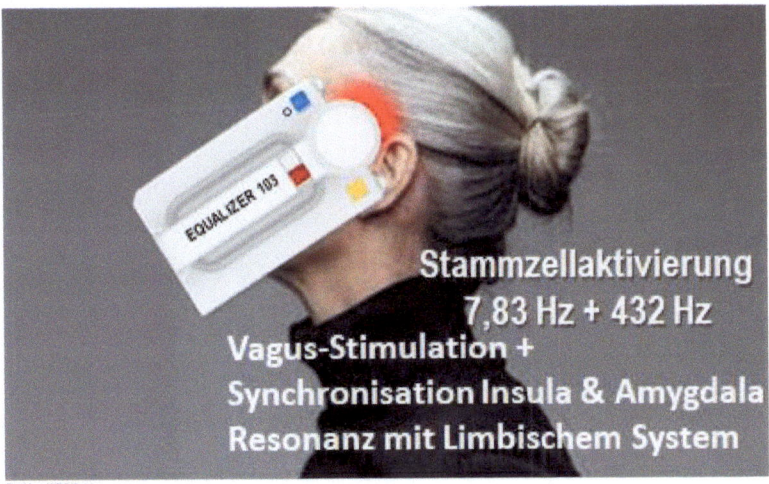

Abb.17: Behandlung von Neuropathien

Folgende **Stichpunkte** können für die *LKM-Therapie* hilfreich sein:

> ➢ Empathische Begegnung, Schocklösung, PK, NLP
> ➢ Stoffwechselkorrektur, KHT, MRT 503, MORA*nova*, EQ 103
> ➢ Naturidentischer Hormonausgleich
> ➢ Ketogene Ernährung
> ➢ Orthomol. Therapie (B 6 {Pyridoxal-5-Phosphat} 60-100nmol/l
>   B 9 {Methylfolat} 10-**25**ng/ml)
>   B12 {Methylcobalamin} 600-1500pg/ml
>   K 2 (1-2x2 Glukosa-K2)
>   CurSiMag 2x/Tag
>   Resveratrol 100mg/die
>   Neptune™ Krill-Oil 2x1 Kps
>   Zn (z.B. in Fleisch, Austern)

Die Vorschläge dienen nur der Anregung. Die Auswahl richtet sich nach den Blutbefunden, bzw. der bioenergetischen Testung.

Lebensstil

> ➢ Lebenssinn, Lebensaufgabe
> ➢ Ernährung (öfter ketogene Kost, 1-2 Fastentage/Woche)
> ➢ Bewegung/Krafttraining (bis 40 Min./Tag)
> ➢ Schlaf (7-9 Std. / 18°C Raum-Temperatur / voll abgedunkelt)

Lebenssinn, Lebensaufgabe

Wer ohne Orientierung durch das Leben geht, verpasst nicht nur die besten Gelegenheiten, sondern lebt nicht richtig. Wir sollten uns als geistgesteuerte Wesen begreifen, mit einem großen Potential an Möglichkeiten, die wir kreativ umsetzen können. Es liegt in der Natur des Menschen, dass Glück und Zufriedenheit nur durch selbst erarbeitete Resultate erreicht werden können.

Bei einem Kranken, der sich keine Aufgabe vorgenommen hat und auch keinen Sinn (mehr) in seinem Leben sieht, haben doch die (intelligenten!) Zellen seines Immunsystems keinerlei Veranlassung, sich voll ins Zeug zu legen und einen Heilungsprozess erfolgreich abzuschließen! Aus diesem Grunde hat das persönliche Weltbild von Arzt und Patient sehr viel mit einer erfolgreichen Therapie zu tun.

Genügend Platz sollte darin der persönliche Standpunkt gegenüber der gesamten Schöpfung finden. Wenn wir etwas erreichen wollen, dann ist das Ergebnis als eine Gegenleistung unserer Umgebung zu begreifen. Alles Geld, das verdient wird, ist so eine Gegenleistung. Nur wenn wir uns genügend anstrengen, ist mit Erfolg und Zufriedenheit zu rechnen. Geld beruhigt zwar, macht aber nicht glücklich. Glück resultiert aus Dienen, einem bedingungslosen Geben – aus Liebe. Deshalb kann auch der Mittellose glücklich sein, oft mehr als der Reiche.

Das dahinterstehende Grundgesetz vom *Geben und Zurückgeben* wird leider viel zu oft missachtet, oder es ist gar nicht bekannt. Wir können aber davon ausgehen, dass es keinen (!) Patienten gibt, der es strikt eingehalten hat. Da es immer um den Ausgleich von belastenden Disharmonien geht, und zwar auf allen Ebenen, gehört dieses Thema zwingend zu jeder Therapie und in das Patientengespräch.

Ernährung
Das Basiswissen für die Ernährung sollte gewissenhaft in den Büchern „Grundlagen des Lebens", bzw. „Das Lehrbuch für die VEREINTE lebenskonforme MEDIZIN" studiert werden. Die darin vorgestellten Erkenntnisse orientieren sich am Zellstoffwechsel, dem allgemeinen Bezugssystem, sind also wissenschaftlich fundiert und keine statistischen Ergebnisse, wie sie bei der DGE zur Anwendung kommen.

Die folgende Tabelle wurde durch das Buch „Die Alzheimer Revolution" von Dr. Dale Bredesen angeregt. Das sollte nicht verwundern denn erstens stimmt sie mit den Erkenntnissen von J. Schole überein und zweitens ist ein intaktes Nervensystem für jeden Heilungsprozess unverzichtbar. Was sich also bei Alzheimer oder anderen Arten von Demenz bewährt hat, tut jedem Gehirn gut. Es hat sich dabei auch gezeigt, dass bei allen degenerativen Erkrankungen (bis hin zum Krebs!) ein zu hoher Konsum an Kohlenhydraten im Spiel ist.

D. Bredesen hatte Kontakt zu Dr. Steven R. Gundry, der das Buch „Böses Gemüse" herausgebracht hat. Auch Teile seiner Ausführungen sind mit eingeflossen, wurden aber nicht unkritisch übernommen.
Bedauerlicherweise sind den wenigsten Experten die Grundsatzarbeiten über den *Zellstoffwechsel* bekannt. Deshalb treten immer wieder Irrtümer bei der Interpretation von Auswirkungen bestimmter Stoffe auf den menschlichen Körper auf.

Übersehen wird leider auch, dass sämtliche Regulationsprozesse bipolar ablaufen und diese vierpoligen Systeme untereinander vernetzt sind. Hier und im Lehrbuch wird deshalb verstärkt darauf hingewiesen. Zu beachten sind die Auswirkungen von Kombinationen. Beispielsweise verringert die gleichzeitige Zufuhr von Fett die Aufnahme von Zucker ins Blut. Sahnetorte ist deshalb weniger problematisch, als ein Obstkuchen.

Überhaupt sind gesättigte Fette geeignet, das Hungergefühl rasch zu beseitigen, was automatisch die Nahrungszufuhr einschränkt. Sie dürfen auch problemlos erhitzt werden, was auf Öle nicht zutrifft, weil dabei das Alzheimertoxin 4-Hydroxy-Nenonal (HNE) entstehen und sich Trans-Fette bilden können.

Grobe Einteilung der Nahrungsmittel & Getränke

oft (nur Bio)	seltener	nie
resistente Stärke, z.B. Steckrüben, ägyptische Reiskleie, Hirse Pilze	stärkereiches Gemüse, z.B. Kartoffeln, Kürbis Basmatireis halbsüßes Obst Kokosblütenzucker, Honig	Zucker und alle einfachen Kohlenhydrate einschließlich Brot, Pasta, Kuchen, Kekse Süßigkeiten, Limonade künstliche Süßstoffe !
Blumen-, Rosen- Rot- & Weißkohl, Grünkohl, Avocado grünes Blattgemüse, z.B. Spinat, Salate	Erbsen, Bohnen, Brokkoli, Amarant, Quinoa, Chia Nachtschattengewächse: Aubergine, Paprika, Tomate	Kohlrabi (wegen Phosphat) konventionelles Getreide jeder Art, auch Mais unfermentiertes Soja
Zitronen, Limonen grüne Äpfel, Rhabarber, Kochbananen Kakao, Zimt,	Grapefruit nichttropische Früchte mit niedrigem glykämischen Index, z.B. Beeren, Trauben, Pflaumen	süßes Obst, z.B. Melone, Mango, Papaya
Bitterstoffe (Amara), z.B. Artischocken, Radicchio Rucola, Chicorée		
Spargel, Sellerie, Fenchel		
Wildfisch, besonders Lachs, Makrelen, Sardellen, Hering, Sardinen	Fisch aus Aquakulturen	stark mit Quecksilber belasteter Fisch, z.B. Thunfisch, Hai, Schwertfisch
Eier aus Biohaltung	Bio-Rindfleisch, Wild	aus Massentierhaltung
Butter, Sahne süß und sauer Buttermilch, Molke, Joghurt	Ziegenmilch, Schafsmilch und deren Produkte	Kuhmilch, Milchpulver konventionelle Milchprodukte
Ingwer, Chili, Kurkuma, schw. Pfeffer, Rosmarin		
Kräuter: Minze, Petersilie, Nelken, Kümmel, Thymian		
Präbiotika, z.B. Lauch		Fertigprodukte, Chips
schwefelhaltiges Gemüse, z.B. Zwiebeln, Knoblauch		
Getränke: Kräutertee, Schwarztee, Grüntee mineralarmes Wasser	Kaffee Bier, Wein (in Maßen) Winter Rotw., Sommer Weiß	harte Getränke
jodhaltige Algen, z.B. Kelp	Jodsalz, Meersalz, Himalaja	chemisches Tafel-Salz
Walnüsse, Paranüsse, Mandeln	Haselnüsse	Erdnüsse! Cashew
Oliven-, Lein-, Perilla-, Chiaöl		Raps-, Distel-, Sonnenbl.-Öl
Ghee Kokosfett	Palmfett	erhitzte Öle, Frittiertes, Transfette (Emulgatoren)

Auf Lektine, die sog. Klebeproteine im Getreide und Gemüse ist zu achten. Diese Schädlingsabwehrstoffe können im Übermaß auch dem Menschen schaden. Dazu gehört das bekannte Gluten ebenso wie Tausende andere. Das betrifft insbesondere Nachtschattengewächse wie Zucchini, Tomaten, Paprika, die übrigens auch Solamin (ein Nervengift) enthalten. Durch Garen im Dampfkochtopf werden diese Stoffe jedoch unschädlich.

Lektine binden an Zucker und werden so durch die Darmwand geschleust. Auch deshalb lohnt sich ein Zuckerverzicht.

Ein größeres Problem kann durch WGA auftreten, ein Agglutinin in der Hülle des Weizenkorns. Es ähnelt dem Insulin und kann Autoimmunerkrankungen auslösen, aber auch zu Rezeptorblockaden und damit zu Hirnschrumpfung führen! Weizen sollte deshalb ganz gemieden, oder nur (selten) als Auszugsmehl verwendet werden.

Achtung: Durch Genmanipulation werden Lektine in das Gemüse gezielt eingeschleust!

Es gibt aber auch gute und hilfreiche Lektine, z.B. in Knoblauch, Bittergurken und anderen Amara sowie Wildkräutern. Sie lähmen Viren und können Krebszellen zerstören.

Der Körper hat jedoch auch natürliche Mechanismen, um Lektine fernzuhalten. Dazu zählt als erstes die *Magensäure*, die allerdings bei Blutgruppe A von vornherein, oder im höheren Alter bei allen Menschen im Mangel sein kann.

Weiterhin hilft die durchgängige *Schleimstraße* im gesamten Verdauungstrakt. Sie wird im Darm aktiv gebildet von bestimmten Bakterien (B. muciniphila Ackermansia, Faecali Prausnitzi), weshalb eine gesunde *Darmflora* für uns entscheidend ist. Aber nicht nur dafür, denn sämtliches Gemüse muss zuerst von unserer Mikroflora aufgeschlossen werden, sonst könnten wir die Inhaltsstoffe gar nicht aufnehmen. Dabei werden auch viele schädliche Lektine zerstört.

Glucosmin, eine Zucker-Aminosäure-Verbindung bindet Lektine im Darm, was die Verträglichkeit ebenfalls erhöht. Es muss jedoch extra zugeführt werden (z.B. als Glukosa-K2®), da es in den üblichen Nahrungsmitteln nicht enthalten ist. Es hat noch viele weitere positive Eigenschaften, weshalb sich der Einsatz lohnt.

Soja sollte nur fermentiert verzehrt werden, das es Phytate enthält, die viele wichtige Nährstoffe bei der Aufnahme behindern. Aber nicht nur das. Sie hemmen auch Trypsin und können extremen Stress an der Bauchspeicheldrüse erzeugen, was Krebs begünstigen kann.

Zu beachten sind auch Herkunft und Jahreszeit. Nur saisonales Obst und Gemüse aus der Region sollten verwendet werden. Das trifft allerdings nicht auf Milch und deren Produkte zu. Diese sollten eher aus Südeuropa stammen, weil sie das besser verträgliche A2-Beta-Casein enthalten und nicht das belastende A1-Beta-Casein. Dieses kann auch Autoimmunreaktionen auslösen, bis hin zum Typ I-Diabetes, weil es sich an die Beta-Zellen des Pankreas anlagert, die für die Insulinproduktion zuständig sind.

Es kommt bei der Nahrungsauswahl nicht nur auf Art und Aussehen an, sondern auf die Frische der besonderen Art. Der gute Geschmack und der besondere Wert für die Gesundheit entsteht nämlich vorrangig durch den Gehalt an *freien Elektronen.* Das lässt sich am sog. Redox-Potential feststellen, was in einigen (leider nur wenigen) Labors tatsächlich untersucht wird. Der Gehalt an Elektronen sinkt aber zunehmend, je länger das Gemüse nach dem Ernten gelagert wird, oder in der Sonne auf dem Marktstand liegt.

Schockgefrorenes Gemüse, z.B. Spinat ist deshalb eindeutig besser, schmackhafter und gesünder! Das hängt auch mit den Kälteschockproteinen zusammen, die dabei gebildet werden.

Elektronen spielen im Zellstoffwechsel die entscheidende Rolle. Aber durch jedes elektrisch betriebene Küchengerät werden sie aus dem Obst oder Gemüse herausgerissen und machen es energetisch wertlos. Nicht nur das: Der Elektronenmangel macht aus gesunder Nahrung (auch Säften) gesundheitsschädliche Radikale, d.h. Elektronenräuber. Das trifft leider auch auf die so beliebten Smoothes zu.

Zusatzstoffe in Fertignahrungsmittel sollten immer kritisch angeschaut werden. Einige davon sind nachweislich gesundheitsschädlich. Dazu gehört der Konservierungsstoff BHT (Butylhydroxytoluol), der unter E 321 aufgeführt sein kann. Er wirkt östrogenartig und ist in allen künstlichen Backwaren enthalten (Kekse, Cracker, Riegel usw.). Da wird i.d.R. auch noch billiger Maissirup zum Süßen beigemengt, mit einem hohen Leberverfettungspotential!
Außerdem ist auf künstliche Transfette zu achten, die als „Emulgatoren", oder mit den Bezeichnungen E 471, 472 und 475 auftauchen können.

Sämtliche Plastikverpackungen und Plastikflaschen (auch PET) enthalten Weichmacher (Bisphenole), die das Schilddrüsenhormon T_3 und damit die Mitochondrien blockieren. Nicht nur deshalb wird ihnen eine Beteiligung bei der Krebsentstehung nachgesagt. Die Blockade des T_3-Rezeptors zeigt sich jedoch nicht in den Blutwerten!

Ein weiteres Problem stellt zu viel Calcium in der Nahrung dar, insbesondere bei gleichzeitigem Konsum von Phosphat. Das ist in geballter Form beim Schmelzkäse der Fall. Laut Prof. Makato Kuro-o, einem bekannten Altersforscher kommt das *Selbstmord in Raten* gleich.

Ähnliche Verhältnisse liegen bei Fastfood vor. Maxistress entsteht durch Hamburger mit Schmelzkäse und Cola!

Phosphat ist als Antioxidans in vielen Konserven (Säuerungsmittel!), aufgelistet unter E 339-341 sowie E 450-452 und außerdem in Geschmacksverstärkern, H-Milch, Milchpulver, Kohlrabi (!) und vor allem Backpulver und Wurst enthalten – außer in Bio-Wurst!

Beim Genuss von Meeresfisch ist darauf zu achten, dass fast alle Fische Quecksilber enthalten. In den größeren ist allerdings, wegen der längeren Lebensdauer, deutlich mehr zu erwarten, als in den kleineren. Auch bei der Einnahme von Fischöl als Nahrungsergänzungsmittel sollte das beachtet werden. Eine gute Alternative ist das hochwertige *Neptune™ Krill Oil NKO*, das zwar teurer ist, dafür aber den größten gesundheitlichen Nutzen bringt.

Zu warnen ist generell vor zu strengen, einseitigen Diäten. Dazu gehört z.B. die vegane Kost. Es ist keine gesunde Ernährungsform, wie leider oft behauptet wird, sondern eine Mangelernährung, die erhebliche gesundheitliche Schäden nach sich ziehen kann, insbesondere bei heranwachsenden Kindern, da die Gehirnentwicklung leidet.

Als Einstieg in eine tiefgreifende Behandlung chronischer Erkrankungen ist eine umfassende Ernährungsumstellung jedoch unverzichtbar. Denn mindestens 60%, bei Krebs sogar 80% der Krankheitsentwicklung sind einer falschen, nicht typgerechten Ernährung anzulasten. Da in den meisten Fällen ein Übermaß an leicht verwertbaren Kohlenhydraten dafür verantwortlich ist, empfiehlt es sich, mit der 6-wöchigen **Diät nach J. Schole** zu beginnen, die allerdings streng befolgt werden muss. Dazu müssen starke Brotesser und Kuchenfreunde gut motiviert werden. Aber es lohnt sich!

Die Patienten sollten 6 Wochen lang strikt meiden:
- ✖ Kartoffeln in jeder Form
- ✖ Reis
- ✖ Mais

- ✖ Getreide jeder Art, auch Chia, Quinoa u.ä.
- ✖ gekochtes Wurzelgemüse (vor allem Karotten!)
- ✖ Zucker, Honig, süßes Obst

Kontraindikationen: Sarkoidose, Lebercirrhose, seroposit. Rheuma

Schon nach einer Woche tritt ein meist unbekannter Wohlfühleffekt auf, klares Denken und gutes Schlafen. Oft wollen diese Patienten weitermachen, was zwar möglich ist, aber nur in eingeschränkter Form zu empfehlen ist, d.h. einfach deutlich weniger von den verbotenen Nahrungsmitteln essen (vergl. Tabelle auf Seite 50).
Belastungen entstehen erst, wenn von den weniger zu empfehlenden Stoffen *zu viel und zu oft* gegessen wird.
Wer aber liebend gern wieder Kuchen oder andere KH-Bomben essen möchte, kann das tun! Er muss aber sofort danach 30 Minuten stramm laufen. Dann steigt der Blutzucker nicht an und das Wachstumshormon STH wird nicht durch Insulin blockiert, was das erklärte Ziel ist.

Manche Patienten haben große Probleme, bei der Schole-Diät ein gutes Frühstück hinzubekommen. Das ist ein guter Grund – neben vielen anderen – auf die **Diät von Johanna Budwig** zurückzugreifen, mit der über Leinöl nicht nur genügend Omega 3-Öle zugeführt werden, sondern vor allem (!) sehr viele freie Elektronen! Das ist mit keiner anderen Kost möglich.

Das Rezept lautet:
- ➢ 125 g (Bio)Magerquark
- ➢ 3 – 5 EL frisches (!) Leinöl (je nach Löffelgröße)
- ➢ 3 EL Ziegen- oder Schafsmilch
- ➢ 1 TL Honig (nicht bei Diabetes oder Krebs)
- ➢ 2 EL Leinsamen (aber nur Frauen)
- ➢ Nüsse oder Mandeln,
    oder aber herzhafte Zubereitung mit Gewürzen

Das Gemisch darf nur mit einem Holzlöffel verrührt werden. Keinesfalls einen Mixer verwenden! Nach Zubereitung sofort verzehren.

Da es sehr auf die Qualität des Leinöls ankommt, sollte eine gute Ölmühle ausgewählt (wird i.d.R. zugeschickt) und nur kleine Flaschen bestellt werden.

Dieses Leinöl-Quark-Gemisch kann auch herzhaft mit Zwiebeln und Gewürzen zubereitet werden. Es ersetzt eine ganze Mahlzeit.

Bewegung
Die Notwendigkeit ist den meisten Menschen klar, nur fehlt es oft an der Umsetzung. Das wird bei der allgemein immer mehr zunehmenden Adipositas zur Herausforderung. Übergewicht ist aber nur das vordergründige Symptom eines schwerwiegenden Problems. Dahinter verbirgt sich nämlich immer eine Fettleber (NAFLD), die gleich für mehrere Erkrankungen verantwortlich ist: Diabetes, Arteriosklerose, Herzinfarkt, Schlaganfall…

Neben der Reduktion von Kohlenhydraten, reduzierter Nahrungsaufnahme am Abend und Einhaltung von Rhythmen, hat es sich bewährt, sich direkt nach einer Mahlzeit stramm zu bewegen und mindestens 20 Minuten zu laufen (rasches Gehen, z.B. Nordic Walking). Das Optimum liegt zwar bei 40 Minuten/Tag, kann aber mit Krafttraining zeitlich herabgesetzt werden. Das können auch Liegestütze, Kniebeugen oder isometrische Übungen sein. Hanteln sind nicht unbedingt nötig.

Achtung: Je höher das Übergewicht, umso mehr sollte die Bewegung in Richtung Krafttraining gehen, um die Gelenke zu schonen!

Auch muss vor Übertreibung gewarnt werden. Jede Anstrengung verlangt nach einer entsprechend langen Erholungsphase. Die genannten 40 Minuten/Tag stellen das Optimum, aber auch das Maximum dar! Alles, was darüber hinausgeht, benötigt mehr als 24 Stunden Rekonvaleszenz. Wer also länger trainieren möchte, braucht mindestens einen Tag Pause dazwischen.

Schlaf
Jede Regeneration kann nur in Ruhe stattfinden, wozu die Nacht da ist. Neben dem Wachstumshormon, das dafür notwendig ist, benötigen wir Melatonin, das nur in völliger Dunkelheit ausreichend ausgeschüttet werden kann, aber auch nur, wenn kein Elektrosmog vorliegt. Handy bzw. Smartphone, Computer, Fernseher und vor allem W-LAN gehören nicht ins Schlafzimmer! Die Auswirkungen dieser Mikrowellen auf unsere Gesundheit sind verheerend. Die Forschungsergebnisse werden immer noch unter Verschluss gehalten. Ganz besonders kritisch wird es mit dem schnellen Internet auf 5G-Standard. Darüber sollte sich jeder verantwortungsvolle Bürger informieren. Mit dem Kauf eines 5G-Smartphones (das sich übrigens nicht abschalten lässt, und immer Standby ist) ziehen Sie die 5G-Strahlung an und können ihr nicht entkommen.

Ohne gesunde Schlafarchitektur mit Abwechslung von Tiefschlaf- und REM-Phasen kann kein Heilungsprozess geordnet ablaufen. Das kann nicht oft genug betont werden. Das stärkt die Nieren, den Ruhepol für die kollektive Kohärenz, als Voraussetzung für die hohe Dynamik des Zellstoffwechsels.

Nachwort

Jede Heilung geht mit Bewusstseinsveränderung einher, sonst ist es nur eine Symptombeseitigung, und die Krankheit hätte keinen Sinn gehabt, so wie alles im Leben einen höheren Sinn hat.

Geist drückt sich in der materiellen Realität aus, auch in einem Krankheitsherd. Dieser zeigt einen Ordnungsverlust durch fehlende Ausrichtung auf die Göttlichkeit der Schöpfung.

Materie besteht zu über einer Milliarde aus Wechselwirkungsquanten, die durch Information in Felder und Struktur geordnet werden. Die dazu notwendige Energie kommt aus der gleichen Quelle – den mit Photonen aufgeladenen Sonnenelektronen. Photonen sind die Träger der Lebensinformation (aus der Sonne) und werden mittels Elektronen durch den Körper transportiert. Deshalb ist Elektrizität die Basisenergie des Körpers. Damit funktioniert der Zellstoffwechsel ebenso wie jede Kraftübertragung.

Leben kann nur bestehen, wenn es sich selbst ständig in Frage stellt. Aufbau geht mit Abbau einher. Das sichert die ständige Erneuerung, schafft aber auch Probleme, wenn dieses Gleichgewicht gestört ist, z.B. bei Krebs.

Zwischen den materiellen Bestandteilen werden Beziehungen aufgebaut, die polare elektrische Spannungen ermöglichen, ebenso zwischen innerem und äußerem Zellmilieu. Zu ihrer Aufrechterhaltung muss ATP bereitgestellt werden. Aber nur bei guter Schilddrüsenleistung wird die dazu notwendige Körpertemperatur von 37° erreicht. Bereits unter 36,5° wird auf Glykolyse im Cytosol umgeschaltet (Gärung).

Die innere (Schilddrüse) und äußere Wärme (Sonne) ist deshalb unabdingbar. Dazu sind Gemeinschaften nützlich, die eine empathische Begegnung ermöglichen. Früher war das überlebenswichtig. Aber auch heute noch schafft das Zusammenhalt, der sich auf alle unsere Zellen und Gewebe überträgt. Das wird als kollektive Kohärenz bezeichnet. Sie ermöglicht die hohe Dynamik aller Lebensprozesse, setzt aber einen stabilen Ruhepol voraus. Diese Funktion erfüllen unsere Nieren. Laut TCM werden sie geschwächt durch Existenzängste, die das Urvertrauen in die Schöpfung verringern.

Aber alles unterliegt einem höherem Sinn: durch Erlebnisse Erfahrung zu sammeln, die der gesamten Schöpfung von Nutzen ist. Deshalb ist unser Dasein ein Dienen für eine höhere Sache. Das zu verstehen, erfordert ein erweitertes Bewusstsein.

Abbildungsverzeichnis

sowie Psychodauerstress blockiert sein kann. Bleiben diese jedoch nach einer akuten Erkrankung länger erhöht, kommt es zur Chronifizierung, weil bereits am 8.Tag die Cortisol-Rezeptoren am Zellkern abgebaut werden.

7 Die Regulation des Zellstoffwechsels in der gewohnten vierpoligen Darstellung. Zu beachten ist, dass die (gelbgrüne) Separationsachse von der *reziprok* dazu angeordneten Integrationsachse gesteuert wird und umgekehrt. Störungen auf einer dieser polaren Achsen haben also ihre Ursache auf der anderen. Am Rand ist die Bedeutung der Quadranten für den Organismus aufgelistet. Insbesondere spielt die temperaturabhängige Art der Energiegewinnung eine große Rolle. Die untere Grenze für eine normale Funktion der Mitochondrien liegt bei 36,5°.   20

8 Der Lüscher-Würfel und die 4 Selbstgefühle. Nur wenn alle 4 verwirklicht sind, können wir in *Harmonie* leben. Harmonie ist der Ausgleich aller polaren Gegensätze.   24

9 Sämtliche Erkrankungen lassen sich den 4 Quadranten zuordnen. Dadurch lässt sich nicht nur die Causa leichter erkennen, sondern davon auch eine tiefenwirksame Therapie ableiten.   27

10 Wechselwirkungen der Organsysteme   27

11 Generierung der Heilinformation im Frontalhirn der Patienten durch Spiegelneurone.   30

Literatur

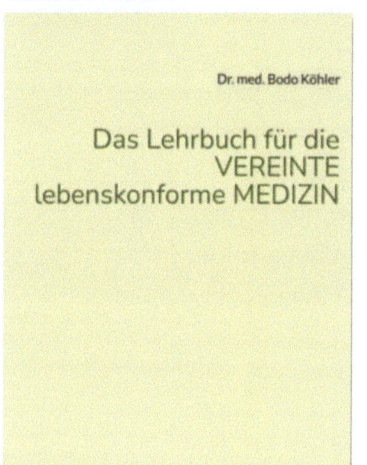

Das Lehrbuch der VEREINTEN lebens-konformen MEDIZIN setzt neue Akzente in Diagnose und Therapie chronisch Kranker. Es hat die Forschungsergeb-nisse bedeutender Wissenschaftler in die Praxis umgesetzt und weist damit den Weg für eine längst überfällige Vereini-gung von Schulmedizin und Naturheil-kunde. Dieser Schritt führt in eine andere Dimension der Medizin, durch die Inte-gration synergistischer Methoden.

Daraus ergibt sich eine neue Qualität, womit der längst überfällige Paradigmawechsel eingeleitet werden kann. Dazu hat ganz wesentlich die Quantenphysik beigetragen und neue Sichtweisen eröffnet.

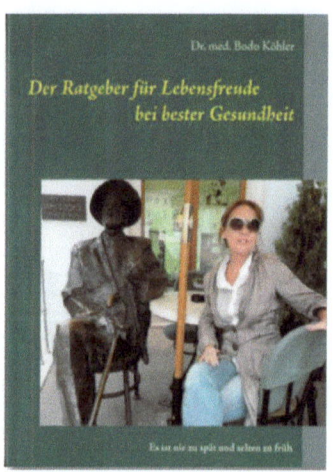

Der Ratgeber beschäftigt sich mit wich-tigen Alltagsfragen, angefangen bei der Ernährung, über Lifestyle, philosophi-sche Themen des Lebens und medizi-nische Probleme, insbesondere wenn sie durch die verbreiteten Irrtümer der Me-dizin entstanden sind. Es ist das Anlie-gen des Autors, diese offen anzuspre-chen und aufzuklären, z.B. über Zivili-sationsleiden wie Arteriosklerose, Osteo-porose u.a.

Dieses Buch gibt umfangreiche Erfahrungen wider, die in über 45-jähriger beruflicher Tätigkeit als Internist und Arzt für Naturheilver-fahren gesammelt wurden. Dabei steht oft eine konträre Sichtweise zur vorherrschenden Meinung im Raum, die aber wissenschaftlich begründet werden kann.

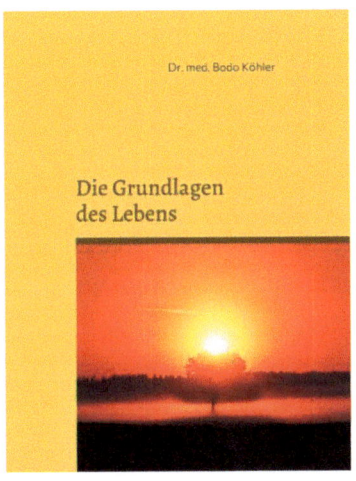

Grundlagen des Lebens – Stoffwechsel &Ernährung; Leitfaden für eine lebenskonforme Medizin   3. Auflage 2018
Um Leben zu erhalten und Lebensprozesse zu unterstützen, macht die Natur gewaltige Anstrengungen. Wenn im Organismus trotzdem etwas schiefgelaufen ist und Krankheit auftritt, dann handelt es sich nie um eine Kleinigkeit, sondern um grundlegende Störungen. Das deutet auf komplizierte Zusammenhänge hin, was durchaus richtig ist.

Sie sind zum größten Teil auch noch unerforscht. Trotz alledem herrschen immer ganz einfache Prinzipien, die es zu erkennen gilt. In diesem Buch werden solche Prinzipien aufgezeigt, von denen sich dann oftmals verblüffend einfache Richtlinien für die Ernährung und medizinische Behandlung ableiten. Entscheidend ist allerdings, dass keine unterdrückenden und zerstörenden Maßnahmen, sondern unterstützende, integrierende Methoden zur Anwendung kommen. Der Autor geht dabei weit über die allgemeine Naturheilkunde hinaus und erweitert den Horizont durch fundierte wissenschaftliche Forschungsergebnisse, die zu völlig neuen Erkenntnissen hinleiten und eine anders geartete, offene Sichtweise des Menschen ermöglichen.

Biophysikalische Informations-Therapie – Einführung in die Quantenmedizin; Lehrbuch f. die Arzt- u. Naturheilpraxis **8. Auflage 2019**
Dieses Grundlagenwerk beschreibt die physikalischen Zusammenhänge, die hinter den Phänomenen unserer Realität stecken. Die Biophysikalische Informations-Therapie BIT ist in der Lage, selbst bei fortgeschrittenen chronischen Krankheiten noch Heilungsprozesse in Gang zu setzen.

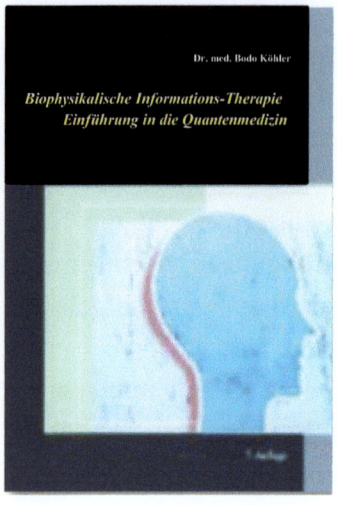

Bei einigen Indikationen, zum Beispiel Allergien, Intoxikationen u.a., ist sie unübertroffen.

Das Lehrbuch behandelt ausführlich und verständlich die physikalischen und biomedizinischen Grundlagen der Biophysikalischen Informations - Therapie mit internen und externen Signalen sowie das „Gewusst wie", um diese immer mehr Anhänger findende Therapieform erfolgreich und zum Nutzen des Patienten einsetzen zu können.

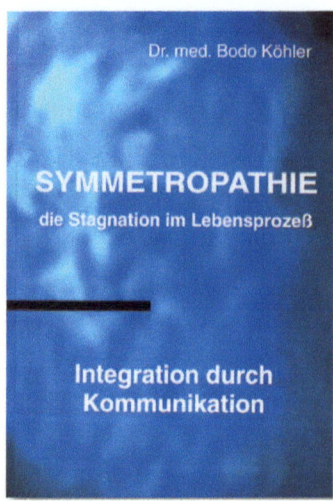

SYMMETROPATHIE die Stagnation im Lebensprozess; Integration durch Kommunikation

Hinter den Phänomenen des Alltags steht Sinn und Bedeutung. Auch Krankheiten entstehen nicht zufällig. Sie beruhen wie alles Leid auf dieser Erde im mangelnden Ausgleich von Geben und Zurückgeben, und zwar auf allen Ebenen des Seins. Dadurch entsteht Mangel einerseits und Anhäufung andererseits, wodurch das dynamische Gleichgewicht gestört wird. Dahinter stecken oft falsche Bewertungen und dadurch erzeugte negative Emotionen mit hohem Konfliktpotential. Das Buch gibt Anleitungen, wie Konflikte transformiert und bereinigt werden können.

Weitere Literaturhinweise können den vorgestellten Büchern entnommen werden.

Anhang

Um die Theorie sicher in die Praxis umsetzen zu können, müssen ein paar Grundsätze beachtet werden:

Auch wenn i.d.R. nur ein bestimmter Bereich des Körpers erkrankt ist, hat das Auswirkungen auf den *Gesamtorganismus*. Der Zusammenhalt, der auch als Kohärenz bezeichnet werden kann, geht verloren.

Umgedreht kann aber auch formuliert werden: Sämtliche Einzelprobleme eines Menschen projizieren sich auf den *schwächsten Punkt* und zeigen sich dort als Symptom. Es gibt deshalb immer mehrere Ursachen, angefangen bei Fehlernährung, Mikroben, Schwermetalle, bis hin zu mentalem Stress – die als Gesamtheit das System „Mensch" überfordern können. Es sollte deshalb nie der Blick auf das Ganze durch Einzelbefunde verstellt werden.

4 Aspekte der Körperorganisation

Die wichtigsten vier Bereiche betreffen (vergl. Abb. I):

> ➤ Die Fähigkeit, innere Ruhe zu finden sowie gute Schlafqualität
> ➤ Die Funktionsfähigkeit der Mikroflora, innen wie außen
> ➤ Die Synthese- und Entgiftungsfunktion der Leber
> ➤ Die Energiegewinnung bei normaler Körpertemperatur.

Ohne Energie läuft nichts, aber ohne ausreichend hohe Körpertemperatur von mindesten 36,5° C findet keine ATP-Produktion in den Mitochondrien statt. Dann läuft nur noch die Glykolyse im Cytosol ab, bei der nur 1/19tel an ATP produziert wird.

Eine wesentliche Voraussetzung für Gesundheit (und jeden Heilungsprozess!) ist deshalb eine normale Schilddrüsenfunktion. Kann aber Thyroxin in der Leber nicht zu T_3 gespalten werden, oder liegen Rezeptorblockaden vor (z.B. durch WGA oder Elektro-Smog), kommt der Körper auch nicht auf Touren.

Inzwischen steht die Leber ganz im Vordergrund, wenn es um die „üblichen" Zivilisationsleiden wie Diabetes, Arteriosklerose oder auch Krebs geht. Die leider schlecht zu diagnostizierende Fettleber NAFLD behindert den Leberstoffwechsel erheblich, was gravierende Auswirkungen auf den Gesamtorganismus hat. Nur durch konsequente Kohlenhydratrestriktion, wozu vor allem (!) der Fruchtzucker zählt, kann das Fett in der Leber abgebaut werden. Dazu gehört auch angepasste Bewegung (Dicke sollten vermehrt Krafttraining machen), evtl. auch Kurzfasten, und die damit verbundene Insulinresistenz kann wieder verschwinden.

Aspekte der Gesundheit

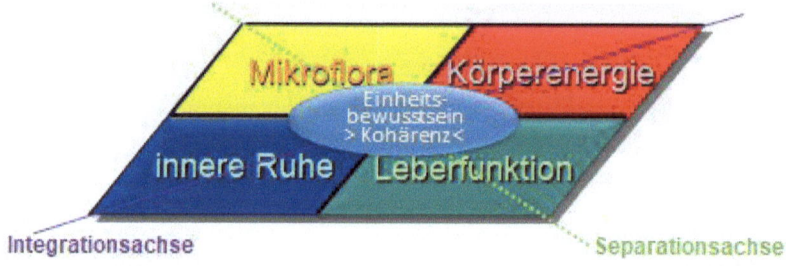

■ Voraussetzungen zum Überleben

© Dr. Bodo Köhler

Abb. I: Alle 4 Aspekte gehören zusammen und dürfen nicht isoliert betrachtet werden. Nur bei optimal ausgeglichener Situation kann hohe Kohärenz erreicht werden, als Voraussetzung für Gesundheit.

Starke Auswirkungen auf die Leber hat auch die Darmflora, denn sie produziert unter natürlichen Verhältnissen (saurer pH-Wert!) und richtiger Zusammensetzung (Abb. II) wichtige Metabolite, vor allem auch für das Immunsystem. Im basischen Milieu nisten sich Fäulnisbakterien ein, die schädliches Ammoniak produzieren. Deshalb sollte immer für ausreichend Säure in der Nahrung gesorgt und Säureblocker auf jeden Fall vermieden werden. Je älter ein Mensch, umso mehr muss mit einem Magensäuremangel gerechnet werden, mit allen negativen Folgen (B12-Mangel, Anämie etc.).

Aspekte der Gesundheit

▪ Das normale Mikrobiom

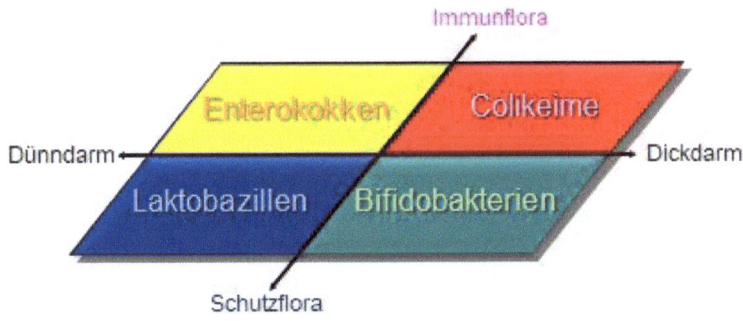

© Dr. Bodo Köhler

Abb. II: Auf diese vier wichtigsten Stämme kommt es an. Sie sollten ausreichend vorhanden sein und im Darm ihr physiologisches saures Milieu vorfinden.

Die größten Träger von Mikroben sind in absteigender Reihenfolge Darm, Lunge, Haut und Gehirn! Dort sind es vor allem Viren, die aber über den Nervus vagus in Wechselwirkung mit dem Darm stehen. Das bedeutet: Je optimaler die Darmflora zusammengesetzt ist, umso geringer ist die Virulenz der Viren, die das Gehirn befallen können! Das ist insbesondere bei den neurodegenerativen Erkrankungen wie Parkinson, Alzheimer usw. von Bedeutung.

Das Mikrobiom schafft die Basis für die Funktion des *Immunsystems*. Durch die sich immer schneller ändernden Umweltbedingungen, vor allem Elektrosmog, nehmen die Belastungen ständig zu, was höhere Kampfbereitschaft erfordert. Gleichzeitig muss jedoch Toleranz geübt werden. Für diese Gratwanderung ist ein intensives Training erforderlich, wozu neben dem Thymus unsere Darmflora zuständig ist, denn sie ist die erste Station auf dem Weg in den Körper. Eine schwache Immunreaktion weist ebenso wie eine überschießende (allergische) auf eine gestörte Zusammensetzung der Flora hin.

Folgende Schritte haben sich bewährt:
- ➤ Stuhldiagnostik im Speziallabor (Biovis, Ganzimmun, Herborn)
- ➤ Darmreinigung (10 Tage, Spülungen, Einläufe) KlinSiMag®!
- ➤ Toleranzerhöhung (Colibakterien + Enterokokken > Prosymb.)
- ➤ Immunflora > Enterokokken und Coli (Symbioflor 1 + 2)
- ➤ Schutzflora (Bifidobakterien, Laktobazillen) = Siedelungsflora
- ➤ Milieustärkung (Essig, Zitrone, Ac.lact. = Gelum) pH 5,8-6,5!
- ➤ «Futter» (Inulin, Glutaminsäure, Galactose, Bierhefe)
- ➤ Leberunterstützung (Silymarin, Amara = CurSiMag®)
- ➤ Cave leaky gut! (Colostrum, Neptune Krill Oil, KlinSiMag®)

Der tatsächlich wichtigste Aspekt ist in Abb. I der blaue Quadrant. Wir leben heute in einer gehetzten Gesellschaft, die nach immer mehr Wachstum strebt und den eigentlichen Grund des Daseins völlig verdrängt hat.

Wir sind spirituelle Wesen und beziehen unsere gesamte Daseinsberechtigung aus dem nichtmateriellen Universum. Quantenphysiker verwenden dafür verschiedene Bezeichnungen wie Null-Punkt-Feld, Vakuum, Quantenraum usw. oder einfach GEIST. Von „dort" beziehen wir unsere Lebensinformation, die uns durch die Sonne in Form codierter Photonen geschickt wird.

Ebenfalls aus dieser Quelle stammen jene Informationen, die uns bereichern und glücklich machen. Dazu ist es allerdings erforderlich, meditativen Kontakt zu unserem Ursprung aufzunehmen. Das sollte nachts ganz automatisch geschehen, sonst wären alle Atheisten längst tot. Wir können aber auch den Kontakt aktiv herstellen, indem wir uns in den „quantenmechanischen Grundzustand" begeben. Nur dann ist Heilung bzw. Gesunderhaltung möglich.

Der blaue Quadrant ist jedoch noch viel umfassender zu verstehen. Er zeigt unsere Beziehungsfähigkeit auf. Beziehungen sollten dazu dienen, gemeinsam etwas zu erreichen, was allein nicht möglich wäre. Das ist das Potential, das wir nutzen sollten. Denn gleichzeitig werden wir belastbarer, weil eine gute Beziehung Vertrauen schafft und damit Ängste abgebaut werden. Dann können wir in uns ruhen, auch wenn die Welt um uns herum zusammenbricht.

Erst wenn alle 4 Aspekte der Gesundheit optimiert wurden, kann sich der Einheitszustand, den wir Kohärenz nennen, einstellen. Das ist aber kein passiver Akt, sondern ein Bewusstseinszustand, der damit erreicht wurde. Alles kann wieder ungestört mit Allem kommunizieren, jede Information ist überall erreichbar, was wir als Quantenzustand bezeichnen. Und das ist nichts anderes, als *allumfassende Liebe.*

Anwendung des kategorialen Ordnungssystems

Das, alle Funktionssysteme verbindende, *kategoriale Ordnungssystem* kann uns auch im Alltag sehr nützlich sein. Deshalb hier ein paar Hinweise für die richtige Anwendung.

Zuerst sollte das System klar definiert werden, das in eine kategoriale Ordnung gebracht werden soll. Es muss sich dabei immer um eine, in sich geschlossene Funktionseinheit handeln, deren Komponenten in direkter Wechselwirkung miteinander stehen. Am Beispiel einer *Familie* lässt sich das gut nachvollziehen. Hier steht unzweifelhaft fest, wer dazugehört und wer nicht. Allgemein handelt es sich um folgende 4 Komponenten: Mutter (Blau), Vater (Rot), Kind(er) (Grün) und Großeltern (Gelb). Diese kommunizieren untereinander, aber auch mit anderen Familien, und zwar auf der gleichen (Verstandes-) Ebene wegen ähnlicher Erfahrungsinhalte, die ausgetauscht werden können. Das eröffnet über diese Gemeinsamkeiten einen leichten Zugang.

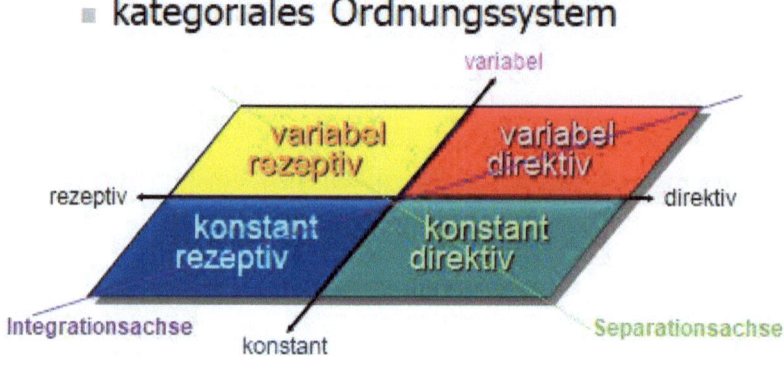

© Dr. Bodo Köhler

Abb. III: Der Lüscher Würfel ist für korrektes wissenschaftliches Arbeiten unverzichtbar. In dieser Abbildung ist vereinfacht nur die mittlere Etage dargestellt.

Dieses Prinzip lässt sich nach oben (Gemeinde, Staat) und nach unten (Zellen, Strukturen) ausweiten und anwenden. Wegen seiner besonderen Bedeutung nehmen wir hier beispielhaft den Zellstoffwechsel.

Der Zellstoffwechsel wird (nach J. Schole) durch 4 Komponenten reguliert: STH, das Wachstumshormon, Thyroxin, das Schilddrüsenhormon, Cortisol, ein wichtiges Stresshormon und Entzündungshemmer sowie die anabolen Peptide, die für längerdauernde Entzündungen verantwortlich sind.

Für die richtige Zuordnung sollten nacheinander folgende Entscheidungen getroffen werden:

1. Ist die zu beurteilende Komponente *direktiv oder rezeptiv*? STH ist sicher rezeptiv, denn es wird auf Anforderung von der Hypophyse ausgeschüttet, z.B. bei jeder Zellteilung, da es für Differenzierung und Ausreifung zuständig ist.

2. Ist die Komponente *variabel oder konstant*? STH ist konstant im Blut, wenn es nicht durch Insulin oder Dauerstress blockiert wird und gehört damit in den blauen Quadranten.

3. Nun folgt eine Überprüfung. Ist STH *integrativ oder separativ*? Es ist natürlich integrativ, denn es unterstützt die Erhaltung des Zellstaates. Und: Entspricht es den Eigenschaften des Wasser-Elementes? Ja, eindeutig. Es verstärkt die Kohärenz.

Somit stimmt die Zuordnung in den *blauen Quadranten*.

Wenden wir dieses Schema auf die anderen 3 Komponenten an, dann ergibt sich, dass Thyroxin alle Eigenschaften des roten Quadranten auf sich vereint: variabel-direktiv, integrativ, und es besitzt die Eigenschaften des Feuerelementes, den Erhalt der Körperwärme.

Für Cortisol (Gelb) und die anabolen Peptide (Grün) ist die Zuordnung dann nur noch Formsache. Das richtige Gesamtergebnis kann in Abb. 7 auf Seite 20 nachgeschaut werden.

Zu einem Funktionssystem gehören immer 4 ähnliche Komponenten, von denen sich jeweils 2 polar gegenüberstehen. Damit kann eine weitere Überprüfung der Zuordnung erfolgen. Auf der Integrationsachse

trifft das für STH und Thyroxin ebenso zu, wie auf der Separationsachse für Cortisol (Entzündungs-Hemmer) und anabole Peptide (Ent-
zündungs-Unterstützer). Damit war die kategoriale Einordnung für
den 4-polig regulierten Zellstoffwechsel erfolgreich, und dieses
Prinzip kann nun auf andere Systeme angewandt werden.

Belastungsfähigkeit des Organismus

Wenn wir uns nun der Abb. IV zuwenden, können wir die Belastbarkeit des Organismus, seine Stärken und Schwächen, ganz individuell
darzustellen.

Der Lebensstil schlägt sich hier nieder und beeinflusst das System.
Dazu gehört gute oder schlechte Ernährung, die sich auch direkt auf
das Mikrobiom auswirkt. Nicht zu vernachlässigen ist der psychische
Aspekt. Zukunftsängste, Angst vor dem Leben, fehlende Erfüllung –
all das betrifft den gelben Quadranten.

Gleichzeitig kann die polar gegenüberstehende Leber dadurch leiden.
Anders ausgedrückt: Im Gelb liegt eine gute Möglichkeit, die Leber
zu stärken (oder eben zu schwächen). Damit haben wir die Separationsachse erfasst und somit einen Überblick über die (hausgemachte)
Prädisposition.

Die Integrationsachse entscheidet nun, wie gut oder wie schlecht die
Beeinflussung von außen sich auswirkt. Im Blau sitzt die Beziehungsfähigkeit und damit die Möglichkeit, an neue Informationen zu kommen oder gemeinsame Projekte zu planen. Hier ist auch das Empfinden
lokalisiert, positiv oder negativ, womit wir die Realität steuern. Damit
werden Emotionen generiert, die im roten Quadranten umgesetzt werden.
Existenzängste im Blau bzw. Willensschwäche durch mangelndes
Selbstvertrauen (- - Rot) verhindern das.

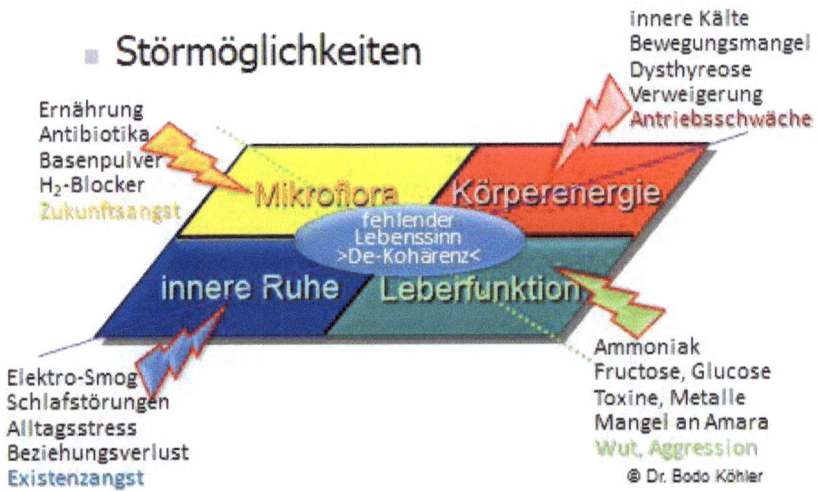

Abb. IV: Alle Arten von Störmöglichkeiten sollten berücksichtigt werden. Gesundheit kann erreicht werden durch weitgehende Elimination dieser Einflüsse, aber auch durch Steigerung der Resistenz. Dabei darf jedoch keiner der 4 Aspekte fehlen.

Konsequenzen

Grundsätzlich gilt für das Denken in der VEREINTEN MEDIZIN:

Weniger ist mehr! Regulationsfähigkeit ist alles!

Das bedeutet konkret, zuerst sollte alles eliminiert werden, was stören könnte, bevor Medikamente eingesetzt werden. Die Regulation wird immer von einem Zuviel blockiert, ganz egal auf welcher Ebene. Außerdem gehört das Milieu immer an die erste Stelle.

Bei Gelb kommt es auf das Verhältnis zur Umwelt und persönlichen Umgebung an. Dazu gehört auch das Innere des Darmes und der Lunge, da es immer noch zur Außenwelt gehört. Die notwendige, ständige Regeneration der Kontaktflächen ist auf stabile, saure Bedingungen angewiesen. Für diese muss zuerst gesorgt werden. Das betrifft nicht nur die Schleimhäute, sondern auch die Haut.

Bei Grün spielen Struktur und Ordnung die Hauptrolle. Schädigende Stoffe sollten vom Speiseplan entfernt werden. Dazu gehört auch Fast Food. Immer bedeutsamer ist jedoch das Erkennen und Entlasten einer Fettleber, einem Problem unserer Zeit.

Die Integrationsachse Blau-Rot sollte in ihrer Regulationsfähigkeit als Ganzes betrachtet werden, denn davon hängt die Funktion der Separationsachse ab. Jeder Mensch sollte deshalb seinen persönlichen Ruhepol generieren, zu dem er insbesondere in schwierigen Lagen jederzeit zurückfinden kann, sei es über Autogenes Training (AT), Meditation oder Hinwendung zu Gott. Nur in der Ruhe liegt die Kraft für alle notwendigen Handlungen, aber auch die Genesung.

Damit im Rot die notwendige Energie bereitgestellt werden kann, müssen die Mitochondrien funktionsfähig sein. Das ist nur bei über 36,5° Kerntemperatur möglich. Deshalb muss genügend Thyroxin vorhanden sein. Das sollte gewährleistet sein. Dann fällt es auch leichter, ein persönliches Bewegungsprogramm umzusetzen.

Werden diese 4 Punkte konsequent umgesetzt, liegen die notwendigen Heilungsvoraussetzungen auf körperlicher Ebene vor. Das nutzt jedoch alles nichts, wenn das Leben nicht nach einem Sinn ausgerichtet, der mit Freude und Liebe umgesetzt wird. Erst dann kann die notwendige Kohärenz erreicht werden.

Abbildungsverzeichnis 2

Neugierig geworden? Lust auf mehr? Dann sind Sie jetzt reif für das
Lehrbuch der VEREINTEN lebenskonformen MEDIZIN! Viel Erfolg!

XXX

Notizen

Notizen

Notizen